MIX
Papier aus verantwortungsvollen Quellen
Paper from responsible sources
FSC® C105338

Zoran Siljic

Anwendung der CT-Schwächungskorrektur in der Basalgangliendiagnostik
CT-Schwächungskorrektur vs. Korrektur nach CHANG

disserta Verlag

Siljic, Zoran: Anwendung der CT-Schwächungskorrektur in der
Basalgangliendiagnostik. CT-Schwächungskorrektur vs. Korrektur nach CHANG,
disserta Verlag, 2012

ISBN: 978-3-95425-042-4
Druck: disserta Verlag, Hamburg, 2012
Covermotiv: © Uladzimir Bakunovich – Fotolia.com

Bibliografische Information der Deutschen Nationalbibliothek:
Die Deutsche Nationalbibliothek verzeichnet diese Publikation in der Deutschen
Nationalbibliografie; detaillierte bibliografische Daten sind im Internet über
http://dnb.d-nb.de abrufbar.

Die digitale Ausgabe (eBook-Ausgabe) dieses Titels trägt die ISBN 978-3-95425-043-1
und kann über den Handel oder den Verlag bezogen werden.

Dieses Werk ist urheberrechtlich geschützt. Die dadurch begründeten Rechte,
insbesondere die der Übersetzung, des Nachdrucks, des Vortrags, der Entnahme von
Abbildungen und Tabellen, der Funksendung, der Mikroverfilmung oder der
Vervielfältigung auf anderen Wegen und der Speicherung in Datenverarbeitungsanlagen,
bleiben, auch bei nur auszugsweiser Verwertung, vorbehalten. Eine Vervielfältigung
dieses Werkes oder von Teilen dieses Werkes ist auch im Einzelfall nur in den Grenzen
der gesetzlichen Bestimmungen des Urheberrechtsgesetzes der Bundesrepublik
Deutschland in der jeweils geltenden Fassung zulässig. Sie ist grundsätzlich
vergütungspflichtig. Zuwiderhandlungen unterliegen den Strafbestimmungen des
Urheberrechtes.

Die Wiedergabe von Gebrauchsnamen, Handelsnamen, Warenbezeichnungen usw. in
diesem Werk berechtigt auch ohne besondere Kennzeichnung nicht zu der Annahme,
dass solche Namen im Sinne der Warenzeichen- und Markenschutz-Gesetzgebung als frei
zu betrachten wären und daher von jedermann benutzt werden dürften.

Die Informationen in diesem Werk wurden mit Sorgfalt erarbeitet. Dennoch können
Fehler nicht vollständig ausgeschlossen werden und der Verlag, die Autoren oder
Übersetzer übernehmen keine juristische Verantwortung oder irgendeine Haftung für evtl.
verbliebene fehlerhafte Angaben und deren Folgen.

© disserta Verlag, ein Imprint der Diplomica Verlag GmbH
http://www.disserta-verlag.de, Hamburg 2012
Hergestellt in Deutschland

Inhaltsverzeichnis

Abkürzungsverzeichnis 8

Tabellenverzeichnis 9

Abbildungsverzeichnis 10

1   Einleitung 15

2   Grundlagen 17

       2.1   Medizinische Grundlagen 17

              2.1.1   Anatomie der Basalganglien 17

              2.1.2   Physiologie mit Pathophysiologie der Basalganglien 18

              2.1.3   Diagnostische Untersuchungsmethoden 19

              2.1.4   DAT Scan 20

              2.1.5   Radiopharmakon 21

       2.2   Technische Grundlagen 23

              2.2.1   SPECT/CT 23

              2.2.2   Symbia T6 SPECT/CT 24

              2.2.3   Grundlagen der DAT Messung 26

              2.2.4   Streustrahlenkorrektur 30

              2.2.5   Triple Energy Window 31

              2.2.6   Schwächungskorrektur 34

              2.2.7   Rechnerische Methode nach Chang 34

              2.2.8   Gemessene Schwächungskorrektur 35

              2.2.9   Low dose Computertomographie 36

              2.2.10   Texturmerkmale 38

              2.2.11   Grauwertübergangsmatrix 40

3   Material und Methoden 43

       3.1   Messungen am Jaszczak Phantom mit Hohlkugeln 43

              3.1.1   Aktivitätsansatz 44

              3.1.2   Präparation des Jaszczak Phantoms mit Hohlkugeln 45

              3.1.3   Akquisition 46

              3.1.4   Rekonstruktion 47

		3.1.5	Auswertung...47
	3.2	Messungen am Striatum Phantom 49	
		3.2.1	Aktivitätsansatz 51
		3.2.2	Präparation des Striatum Phantoms..52
		3.2.3	Akqusition 53
		3.2.4	Rekonstruktion 55
		3.2.5	Auswertung...56
	3.3	Texturanalyse...58	
		3.3.1	Statistik erster Ordnung..58
		3.3.2	Statistik zweiter Ordnung...59

4 Ergebnisse...63

	4.1	Auswertung der heißen Kugeln (visuelle Beurteilung)...............................63	
	4.2	Quantitative Ergebnisse der Streustrahlenkorrektur....................................65	
		4.2.1	Mit Streustrahlenkorrektur nach TEW - Methode........................66
		4.2.2	Ohne Streustrahlenkorrektur 67
		4.2.3	Visuelle Beurteilung 68
	4.3	Quantitative Ergebnisse der Schwächungskorrektur...................................68	
		4.3.1	19,8 kBq/ml - sehr kranker Patient...68
		4.3.1.1	Ergebnisse der CT - Schwächungskorrektur 69
		4.3.1.2	Ergebnisse der Schwächungskorrektur nach CHANG 70
		4.3.1.3	Keine Schwächungskorrektur..71
		4.3.1.4	Visuelle Beurteilung 72
		4.3.2	29,6 kBq/ml - eher kranker Patient...72
		4.3.2.1	Ergebnisse der CT - Schwächungskorrektur 73
		4.3.2.2	Ergebnisse der Schwächungskorrektur nach CHANG 74
		4.3.2.3	Keine Schwächungskorrektur..75
		4.3.2.4	Visuelle Beurteilung 76
		4.3.3	37,4 kBq/ml - eher gesunder Patient 76
		4.3.3.1	Ergebnisse der CT - Schwächungskorrektur 77
		4.3.3.2	Ergebnisse der Schwächungskorrektur nach CHANG 78
		4.3.3.3	Keine Schwächungskorrektur..79
		4.3.3.4	Visuelle Beurteilung 80
		4.3.4	44,5 kBq/ml - sicher gesunder Patient..80

	4.3.4.1	Ergebnisse der CT - Schwächungskorrektur	81
	4.3.4.2	Ergebnisse der Schwächungskorrektur nach CHANG	82
	4.3.4.3	Keine Schwächungskorrektur	83
	4.3.4.4	Visuelle Beurteilung	84
	4.3.5	Graphische Darstellung	84
	4.3.6	Korrelation	86
4.4		Quantitative Ergebnisse der Texturanalyse	88
	4.4.1	Statistik erster Ordnung	88
	4.4.1.1	Texturmerkmale für Aktivitätskonzentration 19,8 kBq/ml	88
	4.4.1.2	Texturmerkmale für Aktivitätskonzentration 29,6 kBq/ml	89
	4.4.1.3	Texturmerkmale für Aktivitätskonzentration 37,4 kBq/ml	90
	4.4.1.4	Texturmerkmale für Aktivitätskonzentration 44,5 kBq/ml	91
	4.4.1.5	Beurteilung	92
	4.4.2	Statistik zweiter Ordnung	92
	4.4.2.1	Analyse der Grauwertverhältnisse nach Haralick - 19,8 kBq/ml	92
	4.4.2.2	Analyse der Grauwertverhältnisse nach Haralick - 29,6 kBq/ml	93
	4.4.2.3	Analyse der Grauwertverhältnisse nach Haralick - 37,4 kBq/ml	93
	4.4.2.4	Analyse der Grauwertverhältnisse nach Haralick - 44,5 kBq/ml	94
	4.4.2.5	Beurteilung	94

5 Diskussion 97

6 Zusammenfassung 101

Anhang 103

Literaturverzeichnis 154

Abkürzungsverzeichnis

BRASS:	Brain Registration and Analysis Software Suite
COMA:	Co-occurrence Matrix
CT:	Computertomographie
CT AC:	Computertomographische Schwächungskorrektur
CT MAP:	Computertomographische Schwächungskarte
DAT:	Dopamin Aufnahme Transporter
EPMS:	Extrapyramidalmotorisches System
ES:	Essentieller Tremor
HEAP:	High Energy All Purpose
ITLC:	Instant Tin Layer Chromatography
LEAP:	Low Energy All Purpose
LEHR:	Low Energy High Resolution
MEAP:	Medium Energy All Purpose
MRT:	Magnet Resonanz Tomographie
MSA:	Multisystematrophie
NEMA:	National Electrical Manufacturers Association
NON TEW:	Non Triple Energy Window
NON AC:	Non Attenuation Correction
NON SC:	Non Scatter Correction
OSEM:	Ordered Subsets Expectation Maximization
PD:	Idiopathischen Parkinson'schen Krankheit
PS:	Parkinson Syndrom
PSP:	Progressiver Supranukleären Paralyse
ROI:	Region of Interest
RSD:	Radiology Support Devices
SC TEW:	Scatter Correction Triple Energy Window
SG:	Silica Gel
SPECT:	Single Photonen Emission Computer Tomographie
SSRI:	Serotonin-Wiederaufnahmehemmer
TEW:	Triple Energy Window
VOI:	Volume of Interest

Tabellenverzeichnis

Tabelle 1: Daten der Symbia T6. Die Werte wurden im Rahmen der Abnahmeprüfung gemessen. (König 2007) 26
Tabelle 2: „Angestrebte und tatsächlich zur Phantom/ - und Kugelbefüllung verifizierte Aktivitätskonzentrationen" 44
Tabelle 3: „Erforderliche und verifizierte Aktivitätskonzentration" 51
Tabelle 4: „ImageJ - Ergebnisse" 63
Tabelle 5: „Spezifische Bindungsrate in Striatum, N.caudatus und Putamen mit / ohne Streustrahlenkorrektur" 65
Tabelle 6: „Spezifische Bindung in Striatum, N.caudatus und Putamen nach Schwächungskorrektur (CT, CHANG) bzw. keiner Schwächungskorrektur" 68
Tabelle 7: „Spezifische Bindungsrate für Striatum, N.caudatus und Putamen nach Korrektur (CT, CHANG) und ohne Korrektur" 72
Tabelle 8: „Spezifische Bindungsrate für Striatum, N.caudatus und Putamen mit Schwächungskorrektur (CT, CHANG) und ohne Korrektur" 76
Tabelle 9: „Spezifische Bindungsrate für Striatum, N.caudatus und Putamen mit Schwächungskorrektur (CT, CHANG) und ohne Schwächungskorrektur" ... 80
Tabelle 10: „Ergebnisse der Informationsverdichtung für die CT-Schwächungskorrekturmethode" 92
Tabelle 11: „Ergebnisse der Informationsverdichtung für die Schwächungskorrekturmethode nach CHANG" 93
Tabelle 12: „Ergebnisse der Informationsverdichtung für die CT-Schwächungskorrekturmethode" 93
Tabelle 13: „Ergebnisse der Informationsverdichtung für die Schwächungskorrekturmethode nach CHANG" 93
Tabelle 14: „Ergebnisse der Informationsverdichtung für die CT-Schwächungskorrekturmethode" 93
Tabelle 15: „Ergebnisse der Informationsverdichtung für die Schwächungskorrekturmethode nach CHANG" 94
Tabelle 16: „Ergebnisse der Informationsverdichtung für die CT-Schwächungskorrekturmethode" 94
Tabelle 17: „Ergebnisse der Informationsverdichtung für die Schwächungskorrekturmethode nach CHANG" 94

Abbildungsverzeichnis

Abbildung 1: „Transversales nuklearmedizinisches Bild der Hirnstammganglien"............15
Abbildung 2: „Basalganglien" (Umland-Seidler 2004) 17
Abbildung 3: „Normale Darstellung der Basalganglien vs. Verlust des rechten
Putamens" (Umland-Seidler 2004)..19
Abbildung 4: „Strukturelle Läsion in der kraniellen MRT" (Pirker 2008) 20
Abbildung 5: „Strukturformel von FP-CIT(DaTSCAN)" (Neumeyer JL 1996) 21
Abbildung 6: „Symbia T6 SPECT/CT" (Siemens AG Healthcare Sector 2006)...............25
Abbildung 7: „Lagerung des Patienten mittels Kopfstütze" (Umland-Seidler 2004).........27
Abbildung 8: „Verlust der Auflösung bei Änderung des Rotationsabstandes; 13cm
vs. 20cm"..27
Abbildung 9: „Fehlinterpretation durch seitliche Verkippung" (Umland-Seidler
2004)..28
Abbildung 10: „Ungeeigneter Schwellenwert 0 - 52% vs. geeigneter Schwellenwert 0
- 100%"..30
Abbildung 11: „Triple Energy Window Methode" (Nicoletti et al. 2010) 32
Abbildung 12: „TEW - Methode integriert im Auswertungs - Workflow", Quelle:
SMZ Ost, Siemens Workstation 33
Abbildung 13: „Schwächungskorrektur nach Chang - Methode" (Nicoletti et al.
2010)..35
Abbildung 14: „Rotation der Röntgenröhre und der gegenüberliegenden Detektoren
um die 36
Abbildung 15: „Messwertaufnahme eines CT - Scanners" (Kalender 2006) 37
Abbildung 16: „a) links: CT - Bild, b) mitte: Koregistiertes Bild, c) rechts: SPECT -
Bild"...38
Abbildung 17: „Über die Verteilung der Grauwerte eines Bildes gibt das Histogramm
der relativen Häufigkeiten Auskunft" (Jähne 2005) 39
Abbildung 18: „Wahrscheinlichkeit P, dass $p1$ und $p2$ Grauwerte $g1$ und $g2$ haben"
(Jähne 2005) 40
Abbildung 19: „Elemente $C(i,j)$ der Grauwertmatrix geben an, wie häufig eine
Relation (iRj) im Bild G erfüllt ist" (Haralick et al. 1973)..........................41
Abbildung 20: „Symbia T6 SPECT/CT mit Kopfhalterung"..43
Abbildung 21: „Befülltes Jaszczak Phantom" 45
Abbildung 22: „SPECT - Akquisition des Jaszczak Phantoms mit Hohlkugeln"...............46
Abbildung 23: „Stacks der rekonstruierten Serie, Farbskala Warm Metal" 48
Abbildung 24: „Plot Z - axis Profile"..48
Abbildung 25: „Striatum Phantom mit befüllbaren Kammern"..50
Abbildung 26: „Präpariertes Striatum Phantom" 53

Abbildung 27: „Akquisition des Striatum Phantoms"...... 54
Abbildung 28: „Workflow Diagramm"...... 55
Abbildung 29: „Kranielle Magnetresonanztomographie einer gesunden Kontrollperson"...... 56
Abbildung 30: „Überlagerung der MRT mit Mean - Template"...... 57
Abbildung 31: „Überlagerung mit 3D - Overlaymap"...... 57
Abbildung 32: „Ursprungsbild (*Text Image* der Basalganglien) und das dazugehörende Histogramm"...... 59
Abbildung 33: „Links ist eine Achternachbarschaft mit vier eingezeichneten Winkeln. Zur Berechnung einer CoMa werden vier CoMa gebildet. Deren Displacements haben jeweils den Betrag 1 und die Winkel 0°, 45°, 90° und 135°. Rechts sind die vier Displacements einzeln abgebildet " (Haralick et al. 1973)...... 59
Abbildung 34: „3 - HR - 25, 3 - HR - 30, 6 - HR - 30"...... 63
Abbildung 35: „3 - ME - 25, 3 - ME - 30, 6 - ME - 30"...... 63
Abbildung 36: „Einfluss von Winkel, Kollimator und Messzeit auf den Kontrast"...... 64
Abbildung 37: „Bestimmung der Specific Ratio in Striatum mit Streustrahlenkorrektur"...... 66
Abbildung 38: „Bestimmung der Specific Ratio in N.caudatus und Putamen mit Streustrahlenkorrektur"...... 66
Abbildung 39: „Bestimmung der Specific Ratio in Striatum ohne Streustrahlenkorrektur"...... 67
Abbildung 40: „Bestimmung der Specific Ratio in N.caudatus und Putamen ohne Streustrahlenkorrektur"...... 67
Abbildung 41: „Bestimmung der Specific Ratio in Striatum mit CT - Schwächungskorrektur"...... 69
Abbildung 42: „Bestimmung der Specific Ratio in N.caudatus und Putamen mit CT - Schwächungskorrektur"...... 69
Abbildung 43: „Bestimmung der Specific Ratio in Striatum mit Schwächungskorrektur nach CHANG"...... 70
Abbildung 44: „Bestimmung der Specific Ratio in N.caudatus und Putamen mit Schwächungskorrektur nach CHANG"...... 70
Abbildung 45: „Bestimmung der Specific Ratio in Striatum ohne Schwächungskorrektur"...... 71
Abbildung 46: „Bestimmung der Specific Ratio in N.caudatus und Putamen ohne Schwächungskorrektur"...... 71
Abbildung 47: „Specific Ratio für Striatum mit CT - Schwächungskorrektur"...... 73
Abbildung 48: „Specific Ratio für N.caudatus und Putamen mit CT - Schwächungskorrektur"...... 73
Abbildung 49: „Specific Ratio für Striatum mit Schwächungskorrektur nach CHANG"...... 74

Abbildung 50: „Specific Ratio für N.caudatus und Putamen mit
Schwächungskorrektur nach CHANG"..74
Abbildung 51: „Specific Ratio für Striatum ohne Schwächungskorrektur" 75
Abbildung 52: „Specific Ratio für N.caudatus und Putamen ohne
Schwächungskorrektur"..75
Abbildung 53: „Spezifische Bindungsrate für Striatum mit CT -
Schwächungskorrektur"..77
Abbildung 54: „Spezifische Bindungsrate für N.caudatus und Putamen mit CT -
Schwächungskorrektur"..77
Abbildung 55: „Spezifische Bindungsrate für Striatum mit Schwächungskorrektur
nach CHANG"..78
Abbildung 56: „Spezifische Bindungsrate für N.caudatus und Putamen mit
Schwächungskorrektur nach CHANG"..78
Abbildung 57: „Spezifische Bindungsrate für Striatum ohne Schwächungskorrektur" 79
Abbildung 58: „Spezifische Bindungsrate für N.caudatus und Putamen ohne
Schwächungskorrektur"..79
Abbildung 59: „Spezifische Bindungsrate für Striatum mit CT -
Schwächungskorrektur"..81
Abbildung 60: „Spezifische Bindungsrate für N.caudatus und Putamen mit CT -
Schwächungskorrektur"..81
Abbildung 61: „Spezifische Bindungsrate für Striatum mit Schwächungskorrektur
nach CHANG"..82
Abbildung 62: „Spezifische Bindungsrate für N.caudatus und Putamen mit
Schwächungskorrektur nach CHANG"..82
Abbildung 63: „Spezifische Bindungsrate für Striatum ohne Schwächungskorrektur" 83
Abbildung 64: „Spezifische Bindungsrate für N.caudatus und Putamen ohne
Schwächungskorrektur"..83
Abbildung 65: „Specific Ratio in Abhängigkeit von der Aktivitätskonzentration für
die Region Striatum" 84
Abbildung 66: „Specific Ratio in Abhängigkeit von der Aktivitätskonzentration für
N.caudatus"..85
Abbildung 67: „Spezific Ratio in Abhängigkeit von der Aktivitätskonzentration für
Putamen" 85
Abbildung 68: „Vergleich der Spezific Ratio mit pathologisch / normaler
Aktivitätskonzentration für die Regon Striatum"..86
Abbildung 69: „Vergleich der Specific Ratio mit pathologisch / normaler
Aktivitätskonzentration für die Region N.caudatus"...86
Abbildung 70: „Vergleich der Specific Ration mit pathologisch / normaler
Aktivitätskonzentration für die Region Putamen"...87
Abbildung 71: „Text Image und das Grauwerthistogramm der CT-
Schwächungskorrektur"..88

Abbildung 72: „Text Image und das Grauwerthistogramm der Schwächungskorrektur nach CHANG" 88
Abbildung 73: „Text Image und das Grauwerthistogramm der CT-Schwächungskorrektur" 89
Abbildung 74: „Text Image und das Grauwerthistogramm der Schwächungskorrektur nach CHANG" 89
Abbildung 75: „Text Image und das dazugehörende Grauwerthistogramm der CT-Schwächungskorrektur" 90
Abbildung 76: „Text Image und das dazugehörende Grauwerthistogramm der Schwächungskorrektur nach CHANG" 90
Abbildung 77: „Text Image und das dazugehörende Grauwerthistogramm der CT-Schwächungskorrektur" 91
Abbildung 78: „Text Image und das dazugehörende Grauwerthistogramm der Schwächungskorrektur nach CHANG" 91

1 Einleitung

Im Zuge der Implementierung der DAT - Untersuchung an den neuen SPECT - CT Systemen der Nuklearmedizin (Siemens Symbia T6) hat sich gezeigt, dass eine Reihe von Parametern das Ergebnis der Quantifizierung beeinflusst. Wird die Schwächung von Photonen durch Knochenstrukturen nicht erkannt bzw. berücksichtigt, so führt dies zu falsch-positiven Ergebnissen der visuellen und quantitativen Bildanalyse. Ziel der vorliegenden Arbeit ist es, den Einfluss der unterschiedlichen Größen auf das quantitative Ergebnis anhand einer Phantomstudie zu ermitteln und die Aufnahme- Rekonstruktions- und Auswerteparameter hinsichtlich einer möglichst eindeutigen Befundung zu optimieren.

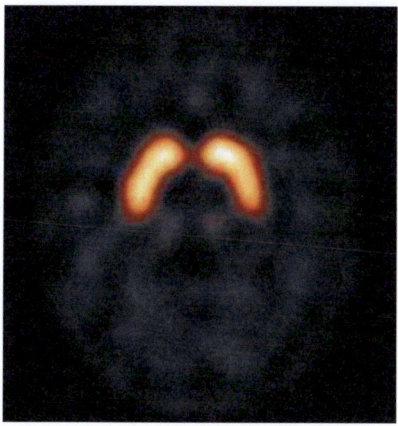

Abbildung 1: „Transversales nuklearmedizinisches Bild der Hirnstammganglien" (Umland-Seidler 2004)[1]

Die vorliegende Arbeit behandelt die Ermittlung der patientenäquivalenten Aktivitätskonzentration und Läsionsgrößen im Phantom, den Einfluss der Aufnahmeparameter (Variation von Winkelschritte, Messzeit, Kollimator) zur Ermittlung optimaler Daten in der Phantomstudie, Einfluss der CT - Schwächungskorrektur (CT, Chang, keine) und Streustrahlenkorrektur (TEW, keine) zur Ermittlung der optimalen Schwächungs- und Streustrahlenkorrekturmethode. Hierzu wird ein homogen mit ^{123}I gefülltes Striatum

---

[1] Umland-Seidler 2004

Phantom mit einem SPECT - CT Hybridgerät (Siemens, Symbia T6) gemessen und ausgewertet werden. Ziel der vorliegenden Arbeit ist es auch, den Einfluss der CT - Schwächungskorrektur auf die Bildqualität von SPECT - Daten anhand einer Phantomstudie am Beispiel der ^{123}I DAT Szintigraphie zu ermitteln. Abschließend werden die unkorrigierten sowie korrigierten Daten miteinander verglichen.

2 Grundlagen

2.1 Medizinische Grundlagen

2.1.1 Anatomie der Basalganglien

Als Basalganglien werden unterhalb der Großhirnrinde (Cortex cerebri) gelegene und in jeder Hirnhälfte angelegte Kerngebiete zusammengefasst (Abb. 2). Sie sind für wichtige funktionelle Aspekte motorischer, kognitiver und limbischer Regelungen von großer Bedeutung. Die Basalganglien bilden einen wesentlichen Bestandteil der von Kinner Wilson 1912 als extrapyramidalmotorisches System (EPMS) bezeichneten Strukturen. Basalganglien sind nicht nur für die Steuerung der Willkürmotorik zuständig, vielmehr sind sie in den Gesamtkomplex exekutiver Leistungen wie z.B. Spontanität, Affekt, Initiative, Willenskraft, Antrieb, sequentielles Planen, Antizipation und motorische Selektion eingebunden.

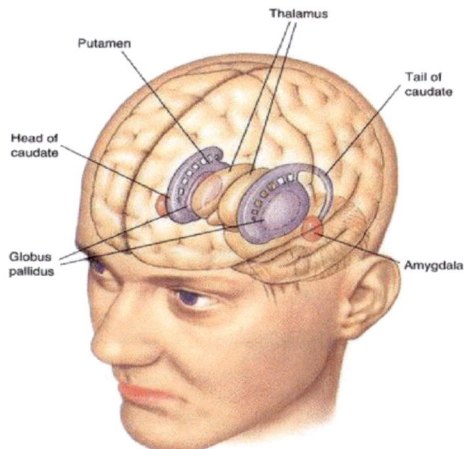

Abbildung 2: „Basalganglien" (Umland-Seidler 2004)[2]

---

[2] Umland-Seidler 2004

Zu den Basalganglien (auch als Stammganglien bezeichnet) zählt man anatomisch Nucleus caudatus (geschweifter Kern) und Nucleus lentiformis (linsenförmiger Kern). Der linsenförmige Kern besteht aus Putamen (Schalenkörper) und Globus pallidum (bleiche Kugel) mit einem internen (Pallidum mediale) und einem externen Segment (Pallidum externum). Nucleus caudatus und Putamen liegen in der frühen Embryonalentwicklung zusammen und werden durch das Durchwachsen der Capsula interna getrennt. Über feine Streifen grauer Substanz bleiben sie miteinander verbunden und werden als Striatum (das Gestreifte) bezeichnet. Funktionell zu den Basalganglien zählt man die Substantia nigra (schwarze Substanz) und den Nucleus subthalamicus. Über Nucleus accumbens („Fundus striatum") sind Nucleus caudatus und Putamen ventral verbunden (Trepel 2009)[3].

2.1.2 Physiologie mit Pathophysiologie der Basalganglien

Über die komplexe Funktion der Basalganglien wird gegenwärtig hypothetisch postuliert, dass sie sowohl an der spezifischen Selektion und Prozessierung von aktuell erforderlichen motorischen und nicht-motorischen (höher - integrativen) Handlungsmustern beteiligt sind als auch gleichzeitig an der Suppression bzw. Inhibition aktuell nicht geforderter (unerwünschter) und damit zu unterdrückender Aktivierungsmuster. Die Stammganglien sind als ein Filterprozess (Gating) in eine komplexe Regelschleife (loop) eingebunden, die von der Großhirnrinde ausgeht und über die Stammganglien und den Thalamus zurück zum Großhirn (Frontallappen) verläuft. Von der Großhirnrinde gelangen Informationen zum Striatum als der Eingangsstation der Stammganglien in Form kortiko - striataler Verbindungen. Über die Ausgangsstation der Stammganglien, der Substantia nigra und den Globus pallidus internus gelangt die von Stammganglien verarbeitete Endinformation zum Thalamus und vom Thalamus zur frontalen Hirnrinde zurück. Die von der Substantia nigra ausgehende dopaminerge Projektion stellt heute einen stark erforschten Modulationsweg innerhalb der Stammganglien dar, da seine Störung infolge von einer vorzeitigen Degeneration („Alterung") zu den Symptomen der Parkinsonschen Krankheit führt (Schmidt et al. 2005)[4].

---

[3] Trepel 2009
[4] Schmidt et al. 2005

Zu den häufigsten neurologischen Krankheiten gehören Parkinson - Syndrome (wie z.B. Parkinson - Krankheit, Multisystematrophie), Dystonie - Syndrome (wie z.B. Tardive Dystonie, Athetose), Choreatische Syndrome (Chorea Huntington) und Tic - Störungen (Tourette - Syndrom). Bei Morbus Parkinson kommt es infolge einer chronisch fortschreitenden Degeneration der von der Substantia nigra ausgehenden dopaminergen Transmission zu einer pathologischen Veränderung der striatalen Modulation, die im unterschiedlichem Ausmaß zu Muskeltonusveränderungen (Rigor), Bewegungsstörung (Hypokinesie), Zittern (Tremor), Haltungsinstabilität und anderen Symptomen führen kann (Abb. 3) (Straub 2007)[5].

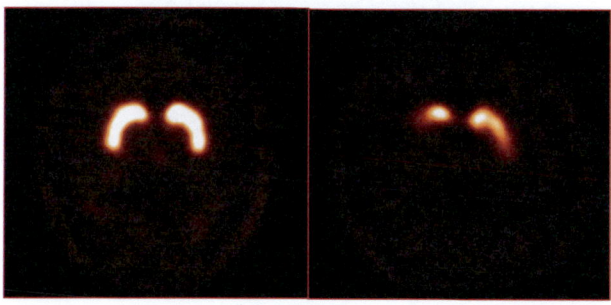

Abbildung 3: „Normale Darstellung der Basalganglien vs. Verlust des rechten Putamens" (Umland-Seidler 2004)[6]

2.3.3 Diagnostische Untersuchungsmethoden

Bei Morbus Parkinson basiert die Diagnose primär auf Anamnese und klinischer Untersuchung. Abgrenzung zwischen milden extrapyramidalen Störungen bei gesunden älteren Personen, Patienten mit psychiatrischen Erkrankungen, medikamenteninduzierten und vaskulären Parkinsonsyndromen sowie von Tremorsyndromen kann schwierig sein. Differenzialdiagnose zwischen M. Parkinson und atypischen Parkinsonerkrankungen (wie z.B. Multisystematrophie, progressive supranukleäre Paralyse) ist im Frühstadium klinisch häufig nicht möglich. Bildgebende Untersuchungen tragen zur Diagnostik wesentlich zu und haben in den letzten Jahren einen wichtigen Stellenwert erlangt.

---

[5] Straub 2007
[6] Umland-Seidler 2004

Zum Ausschluss läsioneller Parkinsonsyndrome dienen die kraniale Computertomographie und die konventionelle Magnetresonanztomographie (Raumforderungen im Frontallappen bzw. Basalganglien), wobei im Vergleich zur Computertomographie die Magnetresonanztomographie die sensitivere Methode darstellt (Abb. 4).

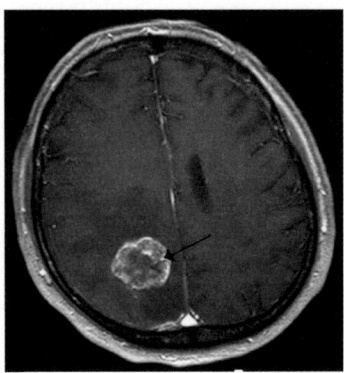

Abbildung 4: „Strukturelle Läsion in der kraniellen MRT" (Pirker 2008)[7]

Vaskuläre Veränderungen finden sich bei bis zu einem Drittel der Patienten mit degenerativen Parkinsonsyndromen. Daher sollte vor SPECT - Untersuchung eine Computertomographie oder Magnetresonanztomographie durchgeführt werden um Fehlinterpretationen zu vermeiden (strukturelle Läsionen) (Pirker 2008)[8].

2.1.4 DAT Scan

„DAT Scan ist das erste zugelassene SPECT - Diagnostikum zur Darstellung der präsynaptischen Dopamin - Transportproteine vornehmlich im Striatum" (Kitchen 2002)[9].

Morbus Parkinson zeichnet sich durch selektive Degeneration dopaminerger Neurone in der Substantia nigra und ihrer Nervenendungen im Striatum. Im weiteren Krankheitsverlauf kommt es zu einer Abnahme der Dichte von Dopamintransportern (DAT), die selektiv an dopaminergen Nervenendungen im Striatum exprimiert sind. DAT-Untersuchungen zeigen beim M. Parkinson eine progressive Reduktion der striatalen Tracerspeicherung.

---

[7] Pirker 2008
[8] Pirker 2008
[9] Kitchen 2002

Bei Patienten mit Hemiparkinson ist die Reduktion der DAT - Bindung im Putamen ausgeprägter als im Kopf des Nucleus caudatus. *„Die DAT - Untersuchung kann mit nahezu 100%iger Sensitivität zwischen gesunden Personen und Patienten mit M. Parkinson differenzieren"* (Pirker 2008)[10]. Des Weiteren ist eine Differenzierung des Essentiellen Tremor (ET) von den Parkinson Syndromen (PS) und der idiopathischen Parkinson'schen Krankheit (PD) möglich.

Bei atypischen Parkinsonerkrankungen zeigt die DAT - Untersuchung eine Reduktion der striatalen Bindung. Anhand der striatalen DAT - Bindung ist keine Differenzierung zwischen M. Parkinson, Multisystematrophie (MSA) und progressiver supranukleären Paralyse (PSP) möglich (Pirker 2008)[11]. Vor der DAT - Untersuchung soll eine Medikamentenanamnese erhoben werden, da eine Interaktion mit den DAT möglich ist. Dies gilt besonders für Serotonin - Wiederaufnahmehemmer (SSRI-Antidepressiva). Typische Parkinsonmedikamente (Dopamine und Dopaminagonisten) haben in normaler Dosierung keinen Einfluss auf das Ergebnis (Meckbach 23.04.2008)[12].

2.1.5 Radiopharmakon

DaTSCAN ist eine Injektionslösung (74 MBq/ml) mit dem Wirkstoff Ioflupan(^{123}I).

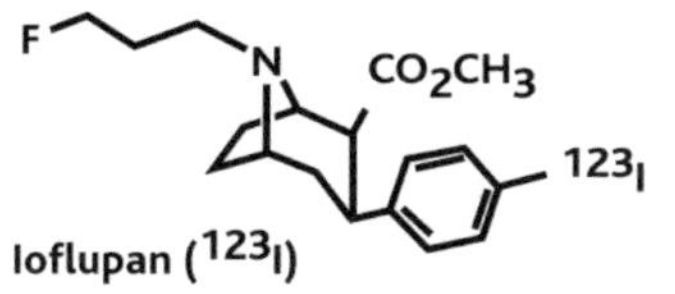

Abbildung 5: „Strukturformel von FP-CIT(DaTSCAN)" (Neumeyer JL 1996)[13]

DaTSCAN wird angewendet, um den Verlust von Nervenzellen, die den chemischen Botenstoff Dopamin freisetzten, im Striatum (Streifenkörper) nachzuweisen. Ioflupan (^{123}I), ein Wirkstoff von DaTSCAN, ist eine radioaktive Markersubstanz (European

---

[10] Pirker 2008
[11] Pirker 2008
[12] Meckbach 23.04.2008
[13] Neumeyer JL 1996

Medicines Agency 2007)[14]. Sie besteht aus der Substanz Ioflupan, die mit ^{123}I (Iod - 123), einer radioaktiven Form des chemischen Elements Iod, markiert ist (Abb. 5). DaTSCAN ist eine 5%ige (V/V) ethanolische Lösung (klar, farblos) zur intravenösen Injektion und muss unverdünnt angewendet werden(Tatsch)[15]. Durchstichflaschen mit 2,5 ml enthalten 185 MBq Ioflupan am Kalibriertermin. Die klinische Wirksamkeit wurde mit Aktivitäten von 111 bis 185 MBq belegt. Daher sollen nicht weniger als 110 und nicht mehr als 185 MBq verabreicht warden (European Medicines Agency 2007)[16]. Um mögliche Schmerzen an der Injektionsstelle zu vermeiden, wird langsame (15 - 20 Sekunden dauernde) intravenöse Injektion in eine Armvene empfohlen. Bei der Verabreichung von DaTSCAN müssen die Patienten außerdem ein weiteres Arzneimittel (z.B. Irenattropfen) einnehmen, damit ihre Schilddrüse das in DaTSCAN enthaltene Iod nicht aufnimmt (Iod - 123 ist ein bekannter Auger - Elektronen - Strahler). Dies wird eine Stunde vor und bis zu 72 Stunden nach der Verabreichung von DaTSCAN oral eingenommen. Nach der intravenösen Injektion verteilt sich das Ioflupan (^{123}I) über den Blutkreis im ganzen Körper und sammelt sich im Striatum an, wo es sich an die Transporterstrukturen bindet. Die SPECT - Untersuchung sollte drei bis sechs Stunden nach der Injektion durchgeführt werden. Die Verabreichung von Ioflupan (^{123}I) in einer Dosierung von 185 MBq ergibt eine im Uterus absorbierte Dosis von 3.0 mGy. Da Strahlendosen über 0.5 mGy als potenzielles Risiko für den Feten betrachtet werden, ist die Untersuchung bei Schwangeren kontraindiziert. ^{123}I hat eine physikalische Halbwertzeit von 13,2 Stunden und zerfällt unter Emission von Gammastrahlung mit Energien von 159 keV und Röntgenstrahlung von 27 keV. Die effektive Äquivalentdosis beträgt 4,35 mSv für einen Erwachsenen mit 70 kg Körpergewicht) (European Medicines Agency 2007)[17]. Die Qualitätsüberprüfung erfolgt vom Hersteller vor Auslieferung der fertigen Injektionslösung. Die radiochemische Qualitätskontrolle kann vor Ort mittels Instant Thin Layer Chromatography (ITLC) Methode mit Silica Gel (SG) impregnated Papier vom Gelman/ oder Pall durchgeführt werden. Messung erfolgt am Stripscanner. Die radiochemische Reinheit soll mindestens 95% betragen. Die Haltbar-

---

[14] European Medicines Agency 2007
[15] Tatsch
[16] European Medicines Agency 2007
[17] European Medicines Agency 2007

keit des Präparates beträgt 7 Stunden nach Kalibriertermin (31 Stunden ab Ende der Herstellung) (European Medicines Agency 2007)[18].

2.2 Technische Grundlagen

2.2.1 SPECT/CT

Die nuklearmedizinische in - vivo - Diagnostik ist eine bildgebende Funktionsdiagnostik. Nach Verabreichung eines Radiopharmakons wird dessen Verteilung im Körper bestimmt. Die Radioaktivitätsverteilung wird als Szintigramm dargestellt. Szintigramme beinhalten örtlich zugeordnete Informationen wie z.b. Durchblutung, Speicherung, Stoffwechsel, Rezeptordichte etc. Als Messgerät wird die Gamma- oder Szintillationskamera eingesetzt. Es handelt sich also um ein Messgerät für Gammastrahlung, welches eine räumliche, dreidimensionale Aktivitätsverteilung messen und als zweidimensionales Bild wiedergeben kann (Nicoletti et al. 2005)[19]. Häufig verwendete Matrixgrößen sind 64 x 64, 128 x 128 und 256 x 256. Die vom Patienten ausgehende Strahlung trifft auf den Kollimator. Photonen, die den Kollimator senkrecht passieren, treffen den Detektorkristall und erzeugen Lichtblitze. Die Lichtblitzverteilung ist somit ein Projektionsbild der Aktivitätsverteilung. Die Lichtblitze werden von Photomultipliern in elektrische Impulse umgewandelt. Eine spezielle Elektronik wertet die Impulse der Elektronenröhren aus und erzeugt in weiterer Folge ein digitales Bild der Aktivitätsverteilung (Szintigramme), welches anschließend im Rechner gespeichert wird. Digitale Szintigramme können mit Hilfe von speziellen Computerprogrammen weiter verarbeitet und auf Film oder Papier ausgegeben werden (Nicoletti et al. 2005)[20]. Unter SPECT/CT versteht man das Zusammenführen zwei bildgebender Untersuchungsmodalitäten (Nuklearmedizin/Computertomographie) zeitgleich an einem einzigen Gerät (Hybridkamera). Dadurch wird eine aussagekräftige Bildgebung möglich, welche die Darstellung von Stoffwechselvorgängen (Szintigraphie) im Organismus mit einer exakten anatomischen Zuordnung (radiologische Schnittbildverfahren) optimal verbindet. Nuklearmedizinische Verfahren ermöglichen die Darstellung von Auffälligkeiten des Stoffwechsels im Organismus bevor diese in Röntgenuntersuchungen nachzuwei-

---

[18] European Medicines Agency 2007
[19] Nicoletti et al. 2005
[20] Nicoletti et al. 2005

sen sind. Bisher gab es keine Möglichkeit einen unmittelbaren Vergleich mit Röntgenbildern anzustellen, da Patienten erst zu einem Röntgenfacharzt überwiesen werden mussten. Die Bilder konnten erst zu einem späteren Zeitpunkt miteinander verglichen und ausgewertet werden. Durch das zeitgleiche Erfassen funktioneller als auch morphologischer Bilder an einem Gerät entfällt dieses Problem. Die Konsequenz ist Zeitersparnis für den Patienten, umfassende und exakte Befundungsmöglichkeit und Genauigkeit in der Erstellung des Befundergebnisses. Differenzen in der Aufnahmetechnik (unterschiedliche Lagerung) fallen weg und ermöglichen eine einheitliche fusionierte Darstellung (Uhlenbrock & Partner)[21].

2.2.2 Symbia T6 SPECT/CT

Die Symbia SPECT/CT Hybridkamera ermöglicht durch moderne HD - Detektoren eine gute Bildqualität und klinische Genauigkeit der Bilder. Routinemäßige Systemkalibrierungen werden durch Echtzeitkorrekturen und Abgleich der Photomultiplier ergänzt. Die Ultrafast Ceramic Detektoren erlauben schnelle CT - Aufnahmen mit bestmöglicher Dosisausnutzung. Das Gesichtsfeld der Kamera entspricht jenem einer e - cam (533 x 387mm²).

Die Bildqualität wird durch die führende SPECT - Rekonstruktionsmethode Flash3D deutlich verbessert. Flash3D Rekonstruktionsmethode ermöglicht höhere räumliche Auflösung, geringere Verzerrung und Artefaktreduktion (Siemens AG Healthcare Sector 2006)[22].

---

[21] Uhlenbrock & Partner
[22] Siemens AG Healthcare Sector 2006

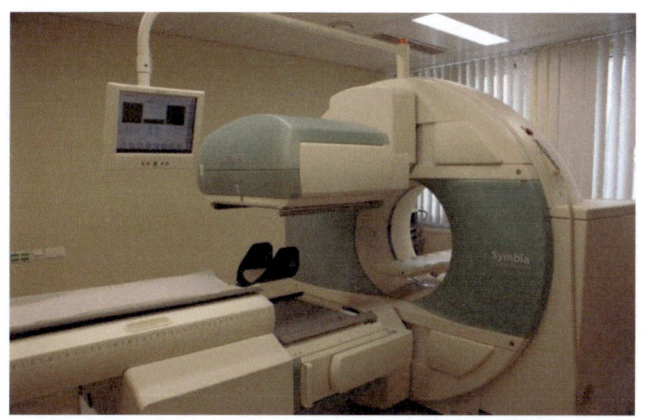

Abbildung 6: „Symbia T6 SPECT/CT" (Siemens AG Healthcare Sector 2006)[23]

Durch den iterativen Algorithmus kann das Rauschen in den resultierenden Aufnahmen minimiert werden. Iterative Rekonstruktionsverfahren erhöhen die Bildauflösung und den Kontrast von SPECT - Untersuchungen des Gehirns (Kauppinen T. 2000)[24]. Die Schwächungskorrektur kann durch mittels CT erstellten µ - maps erfolgen, während die in den Algorithmus implementierte Streustrahlkorrektur durch einen Mausklick aktiviert werden kann (Köchle 2008)[25]. Für die beiden Detektorköpfe ist im Donauspital eine Bestückung mit vier Kollimatortypen vorgesehen (Low Energy High Resolution (LEHR), Low Energy All Purpose (LEAP), Medium Energy Low Penetration (MELP) und High Energy (HE)). Für die vorliegenden Messungen wurden der LEHR und MELP Kollimator herangezogen. Die für die Messungen interessantesten Systemspezifikationen und Eckdaten sind in der Tabelle 1 angeführt. Die Kamera ist seit 2007 in den nuklearmedizinischen Routinebetrieb im Donauspital integriert (Siemens AG Healthcare Sector 2006)[26]. Die Abnahmeprüfung erfolgte im September 2007 (König 2007)[27].

---

[23] Siemens AG Healthcare Sector 2006
[24] Kauppinen T. 2000
[25] Köchle 2008
[26] Siemens AG Healthcare Sector 2006
[27] König 2007

Tabelle 1: Daten der Symbia T6. Die Werte wurden im Rahmen der Abnahmeprüfung gemessen. (König 2007)[28]

SPEZIFIKATIONEN DER SYMBIA T6	
Anzahl der Photomultiplier	(59)
Kristalldicke	(9.5) [mm]
Kristallgröße	(591 × 445) [mm²]
Gesichtsfeld	(533 × 387) [mm²]
Autocontour-Abstand (Durchschn.)	(11) [mm]
Intrinsische Auflösung für Kopf 1/2	
FWHM des UFOV	3.69 / 3.71 [mm]
FWHM des CFOV	3.59 / 3.60 [mm]
Intrinsische Inhomogenität von Kopf 1/2	
Integral, UFOV	2.12 / 2.13 [%]
Differenziell, UFOV	1.10 / 1.11 [%]
Integral, CFOV	1.29 / 1.63 [%]
Differenziell, CFOV	0.88 / 1.11 [%]
Systemauflösung für Kopf 1/2, Ganzkörpermodus	
Längsrichtung, LEHR-Kollim., FWHM	7.79 / 7.42 [mm]
Querrichtung, LEHR-Kollim., FWHM	7.43 / 7.55 [mm]
Systeminhomogenität von Kopf 1/2	
Integral, LEHR-Kollim., UFOV	2.24 / 1.91 [%]
Differenziell, LEHR-Kollim., UFOV	1.30 / 1.24 [%]
Integral, LEHR-Kollim., CFOV	2.00 / 1.75 [%]
Differenziell, LEHR-Kollim., CFOV	1.28 / 1.11 [%]
Ortsaufl. inkl. Streuung in rekonstruierter Schicht (FBP)	
Zentral, LEHR-Kollim.	($\leq$ 11.4) [mm]
Radial, LEHR-Kollim.	($\leq$ 11.7) [mm]
Tangential, LEHR-Kollim.	($\leq$ 8.4) [mm]

2.2.3 Grundlagen der DAT Messung

Die Datenakquisition für ^{123}I - DAT soll 3 Stunden nach Injektion erfolgen. Das Zeitfenster zwischen Applikation und Beginn der Datenakquisition liegt für [^{123}I] FP-CIT bei 3 bis 6 h post injectionem (p. i.). Um eine Vergleichbarkeit von Untersuchungsergebnissen zu erreichen, ist es empfehlenswert, stets ein festgelegtes Zeitintervall zwischen Injektion und Beginn der Szintigraphie zu verwenden (Jacques et al. 2009)[29]. Für die DAT - Szintigraphie wird im Donauspital die Symbia T6 SPECT/CT Zweikopfkamera und Low Energy High Resolution (LEHR) Kollimator eingesetzt. Der Patient wird über die Gesamtdauer

---
[28] König 2007
[29] Jacques et al. 2009

der Untersuchung informiert und möglichst bequem gelagert (Kopfstütze). Der Kopf des Patienten wird dabei nur leicht fixiert (Orbitomeatallinie vertikal), die Schultern bleiben außerhalb des Gesichtsfeldes (Abb. 7).

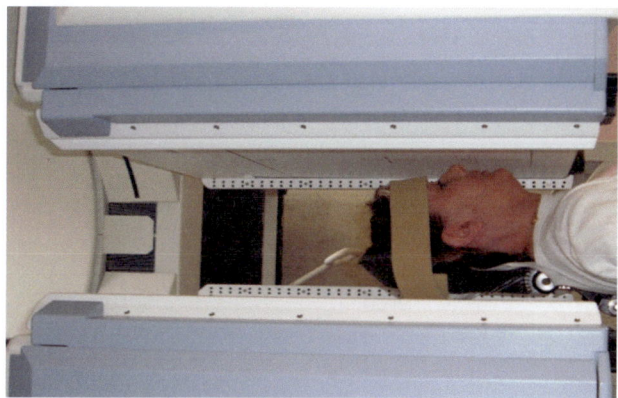

Abbildung 7: „Lagerung des Patienten mittels Kopfstütze" (Umland-Seidler 2004)[30]

Außerdem wird der Patient ersucht, absichtliche Kopfbewegungen zu vermeiden. Bei unzureichender Kooperation wird dem Patienten eine orale Sedierung verabreicht. Während der Kamerarotation wird ein kleinstmöglicher Rotationsradius (13 - 15 cm) eingehalten (kreisförmige Rotation, kein autocontouring) (Jacques et al. 2009)[31]. Ein Rotationsradius über 15 cm führt zum Verlust der Auflösung (Abb. 8).

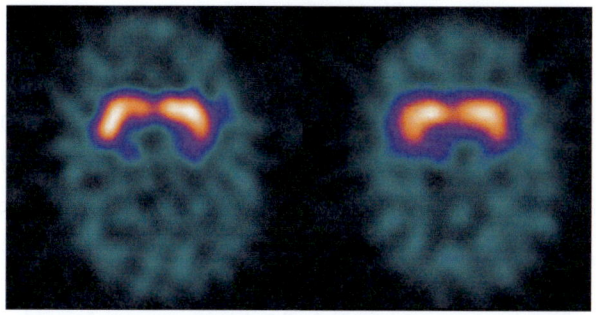

Abbildung 8: „Verlust der Auflösung bei Änderung des Rotationsabstandes; 13cm vs. 20cm" (Umland-Seidler 2004)[32]

---

[30] Umland-Seidler 2004
[31] Jacques et al. 2009
[32] Umland-Seidler 2004

Weitere Parameter:

1) Matrix : 128x128

2) Winkelschritte : 6° (180° Rotation)

3) Zoom: 1.23 (Pixelgröße 3,9 mm); ideale Pixelgröße: 3.0 - 4.5mm (Pixelgröße = Feldgröße (mm) / Matrixgröße x Zoom) (Umland-Seidler 2004)[33]

4) Akquisitionsmodus : Step - and-Shoot Technik

5) Energiefenster : 15% bei 159 keV

6) Tischhöhe : 16 cm

7) Gesamtcounts: > 3 Millionen (Minimum 1 Mio.cnts)

8) Gesamtscanzeit an der Symbia T6 beträgt 30 Minuten (z.B. 120 Projektionen, 60 Projektionen / Kamerakopf, 30 Sekunden / Projektion)

Vor der Bildverarbeitung sollen die Projektionsdaten im Cine - Modus überprüft werden, um mögliche Bewegungsartefakte zu beurteilen (Sinogramm - Form) (Umland-Seidler 2004)[34]

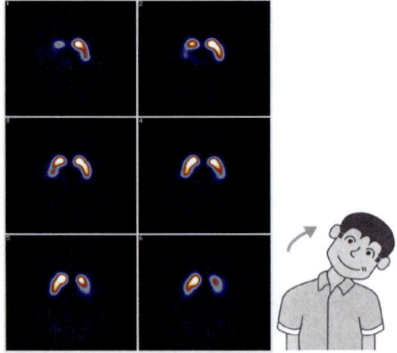

Abbildung 9: „Fehlinterpretation durch seitliche Verkippung" (Umland-Seidler 2004)[35]

---

[33] Umland-Seidler 2004
[34] Umland-Seidler 2004

Die Rekonstruktion der Projektionsdaten erfolgt mit iterativer Rekonstruktion. Im Vergleich zur gefilterten Rückprojektion gilt die iterative Rekonstruktion als weniger fehler- und artefaktanfällig (Süßmair 2007)[36]. Andere Filtertypen müssen mit Vorsicht eingesetzt werden, da diese zu stark glätten und daher keine Abgrenzung möglich ist. Ziel in der Rekonstruktion ist die Abgrenzung des Nucleus caudatus von dem Putamen (Umland-Seidler 2004)[37]. Das rekonstruierte Volumen soll das Hirn komplett einschließen. Im nächsten Schritt sollen die rekonstruierten Daten Streustrahl-/ und Schwächungskorrigiert werden.

Methoden der Schwächungskorrektur:

a) Errechnete homogene Korrektur-Matrix nach Chang (linearer Korrektur-Koeffizient für ^{123}I: μ = 0,10 - 0,12 cm^{-1}) (European Medicines Agency 2007)[38]. Wenn bei SPECT - Daten eine Streustrahlenkorrektur durchgeführt wurde, sollte dieser Wert höher sein (Jacques et al. 2009)[39]. Laut Vorgabe der Firma Siemens wird an der e - soft Workstation der lineare Schwächungskoeffizient mit μ = 0,15 cm^{-1} bereits verwendet (Siemens AG Healthcare Sector 2006)[40]. Die Konturgrenze soll nicht nur die graue Substanz einschließen, sondern auch die Schädelkalotte. Die Konturen müssen für jeden transaxialen Schnitt angepasst werden.

b) Gemessene Korrektur auf Basis eines Transmissionsscans oder einer CT - Untersuchung (bei SPECT/CT Hybridgeräten). In der vorliegenden Arbeit wird die CT - Korrekturmethode näher beschrieben.

Falls notwendig, können die schwächungskorrigierten Schnitte reanguliert werden (Reproduzierbarkeit bzw. Standardisierung) (Jacques et al. 2009)[41]. Bei der semiquantitativen Auswertung werden ROI's angewendet, um die spezifische DAT Bindung im Striatum und in den striatalen Teilregionen zu bestimmen. Für die Bestimmung der unspezifischen Bindung werden Referenzregionen mit fehlender oder niedriger DAT Dichte (Cerebellum,

---

[35] Umland-Seidler 2004
[36] Süßmair 2007
[37] Umland-Seidler 2004
[38] European Medicines Agency 2007
[39] Jacques et al. 2009
[40] Siemens AG Healthcare Sector 2006
[41] Jacques et al. 2009

okzipitaler Kortex) verwendet. Die Größe der ROI's beruht auf einer individuellen morphologischen Information (MRT Bildfusion) unter Verwendung eines Templates. Für die Auswertung werden transversale Schnitte herangezogen wobei die Auswertung an den Schnitten mit höchster striataler Bindung erfolgt. Das Ergebnis wird in Form spezifischer Bindungswerte (Specific Ratio) seitengetrennt für beide Striati und ihre Teilregionen angezeigt. Ungeeignete Schwellenwerte bei der Bilddarstellung können Artefakte bilden oder zu einer Überbewertung führen (Abb. 10). Eine Änderung des oberen Schwellenwertes (100%) und unteren Schwellenwertes (0%) ist nicht empfehlenswert (Jacques et al. 2009)[42].

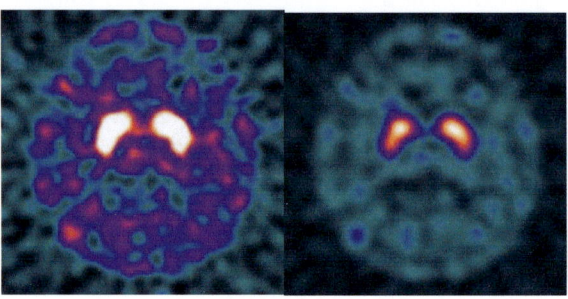

Abbildung 10: „Ungeeigneter Schwellenwert 0 - 52% vs. geeigneter Schwellenwert 0 - 100%" (Jacques et al. 2009)[43]

2.2.4 Streustrahlenkorrektur

Bei den in der nuklearmedizinischen Diagnostik verwendeten Radionukliden tritt fast ausschließlich die Compton Streuung auf. Das gestreute Photon ändert seine Richtung und wird dadurch falsch geortet. Das führt in weiterer Folge zu einer Bildverfälschung (Rauschen). Der Compton - Streuanteil hängt von der Objektform und Dichteverteilung des Absorbers, der Breite des Energiefensters und von der örtlichen Verteilung der Aktivität ab. Der Compton - Anteil liegt bei der SPECT zwischen 40 und 60%. Bevor die SPECT - Ergebnisse quantitativ ausgewertet werden ist eine Streustrahlenkorrektur sinnvoll. Hierzu werden mathematische und messtechnische Lösungen angewendet. Sinnvoll erscheint es,

---

[42] Jacques et al. 2009
[43] Jacques et al. 2009

den Streustrahlenanteil gleich bei der Akquisition zu reduzieren (Energiemessung) (Geworski 2003)[44]. Durch den Einsatz verschiedener Energiefenster bei der Datenakquisition kann der Streustrahlenanteil abgeschätzt und mittels Korrekturfaktoren in die Rekonstruktionsverfahren eingebracht werden (Hacker 2002)[45].

Die einfachste Methode der Comptonkorrektur ist die Unterkorrektur. Sie ist direkt in den zur Schwächungskorrektur verwendeten Algorithmus implementiert. Durch Absorptions- und Streuprozesse wird die primäre Photonenenergie abgeschwächt und das führt in weiterer Folge zu einer Reduktion der Counts in jedem Voxel. Für eine genaue Korrektur dieser Effekte muss ein Absorptionskoeffizient bekannt sein. Dieser kann mittels einer Transmissionsmessung ermittelt werden. Der Schwächungskoeffizient bestimmt das Maß der Photonen, die durch Schwächung und Streuung verloren gehen. Für homogenes Gewebe beträgt der Absorptionskoeffizient $\mu = 0,15 cm^{-1}$. Wird zur Schwächungskorrektur ein kleinerer Wert eingesetzt ($\mu = 0,12 - 0,13 cm^{-1}$), verringert sich der Anteil an gestreuten und nicht gestreuten Photonen entlang eines Strahles gleichermaßen (Jaszczak et al. 1984)[46]. Durch die Wahl eines kleineren Absorptionskoeffizienten kann der zusätzliche Anteil an Counts (verursacht durch gestreute Photonen) nach unten korrigiert warden (Ruthner 2008)[47]. In der vorliegenden Arbeit wird näher die Triple Energy Window Methode behandelt.

2.2.5 Triple Energy Window

Die Subtraktionsmethode wurde erstmals von Ogawa (Ogawa et al. 1991)[48] vorgestellt. Bei dieser Methode wird die Anzahl an Streustrahlung in jedem Pixel abgeschätzt. Durch zwei zum Photopeak - Fenster benachbarte Referenzenergiefenster werden Rückschlüsse auf den Anteil an Streustrahlung im Photopeak - Fenster gezogen (Abb. 11) (Ichihara et al. 1993)[49].

---

[44] Geworski 2003
[45] Hacker 2002
[46] Jaszczak et al. 1984
[47] Ruthner 2008
[48] Ogawa et al. 1991
[49] Ichihara et al. 1993

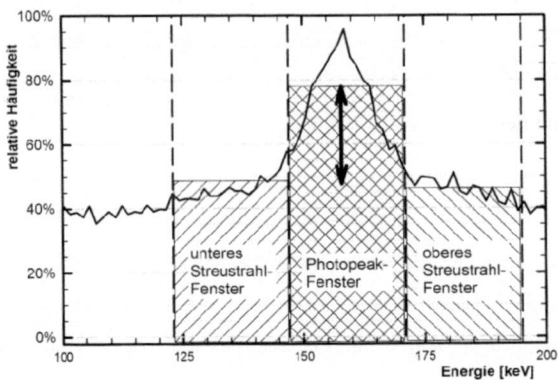

Abbildung 11: „Triple Energy Window Methode" (Nicoletti et al. 2010)[50]

Zur Findung des Messschwerpunkts im Photopeak - Fenster wird ein Gauß - Fit gelegt (Weißhaar 2003)[51].

Bedingt durch die geringe Energieauflösung der NaI - Kristalle kommt es zu einer Unschärfe im Spektrum, aus dem Peak wird eine Gaußkurve und diese überlagert sich mit dem Spektrum der Streustrahlung. Am unteren und oberen Ende der Gaußkurve wird ein niederenergetisches und höherenergetisches Referenzenergiefenster positioniert. In der Annahme, dass im unteren Referenzfenster mehr Streustrahlung gemessen wird als im oberen und der Anteil an gestreuten Photonen im Hauptfenster mit steigender Energie abnimmt, lässt sich die geschätzte Anzahl an gestreuter Streustrahlung im Hauptfenster anhand folgender Formel berechnen:

$$C_{scatt} = \left(\frac{C_{low}}{W_{low}} + \frac{C_{high}}{W_{high}} \right) \frac{W_{main}}{2}$$

Formel 1

---

[50] Nicoletti et al. 2010
[51] Weißhaar 2003

wobei C_{low} und C_{high} die Anzahl der detektierten Gammaquanten im unteren sowie im oberen Referenzfenster sind, W_{main} die Breite des Hauptfensters, W_{low} und W_{high} die Breite der angrenzenden Referenzfenster und C_{scatt} die geschätzte Anzahl an gestreuten Gammaquanten im Hauptfenster ist. Der Anteil an Streustrahlung wird für jedes Pixel nach dieser Formel berechnet und subtrahiert (Ichihara et al. 1993)[52].

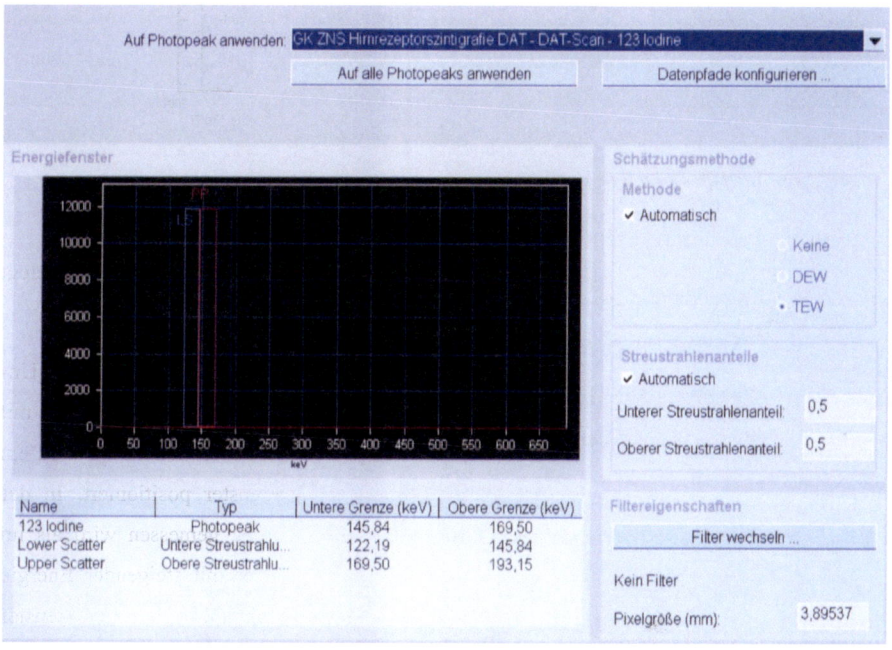

Abbildung 12: „TEW - Methode integriert im Auswertungs - Workflow", Quelle: SMZ Ost, Siemens Workstation

Die im Auswertungsalgorithmus integrierte Triple Energy Window Methode hilft den Anteil an Streustrahlung im akquirierten Datensatz abzuschätzen und zu subtrahieren (Abb. 12). Die Triple Energy Window Methode wurde gewählt, weil die Gammakamera keine ideale Energieauflösung hat und somit nicht eindeutig geschwächte (Streuartefakte) von nicht geschwächten (Ausgangsenergie unverändert) Gammaquanten unterscheiden kann.

---

[52] Ichihara et al. 1993

2.2.6 Schwächungskorrektur

Eine Schwächung der Photonenstrahlung (Absorption, Streuung) tritt bei der Wechselwirkung von Quantenstrahlung mit Materie auf. Bei der Emissionstomographie stellt die Photonenabsorption im Gewebe eine Störung der Messwerte dar, indem sie den linearen Zusammenhang zwischen der Aktivitätsverteilung im Objekt und den gemessenen Projektionen verfälscht. Die veränderten Messdaten führen in weiterer Folge zu starken Bildverfälschungen. Mit Hilfe einer Schwächungskorrektur ist es möglich, die hervorgerufenen Fehler im rekonstruierten Objekt aufzuheben (Geworski 2003)[53]. Funktionsdefekte können auch ohne Schwächungskorrektur mit SPECT - Untersuchungen lokalisiert werden, aber eine richtige Darstellung der Aktivitätsverteilung im rekonstruierten Volumen ergeben sich nach einer durchgeführten Schwächungskorrektur.

Zurzeit gibt es zwei Korrekturmöglichkeiten:

a) Anwendung einer rechnerischen Methode nach Chang (Chang 1978)[54] (für homogene Schwächung) mit Vorgabe des Schwächungskoeffizienten und Kontur

b) Gemessene Schwächungskorrektur (inhomogene Schwächung) mit Hilfe einer externen Quelle (individuelle Transmissionsmessung) (Nicoletti et al. 2005)[55].

2.2.7 Rechnerische Methode nach Chang

Diese Art der Schwächungskorrektur wird in den Hirn - SPECT Untersuchungen oft angewendet, da der Schwächungskoeffizient im untersuchten Volumen konstant ist. Diese Methode stellt eine Näherung an die wirklichen Verhältnisse dar und kann nur bei Körperregionen mit homogener Dichte angewendet werden. Im rekonstruierten Bild wird mit einer Ellipse als Näherung die Körperkontur eingezeichnet (Abb. 13). Alle Bildpunkte innerhalb der Ellipse werden mit einem Korrekturfaktor multipliziert (abgeleitet vom Schwächungskoeffizienten), der für die Bildpunkte in der Mitte am größten ist und für Bildpunkte gegen den Rand hin kleiner wird (Nicoletti et al. 2005)[56].

---

[53] Geworski 2003
[54] Chang 1978
[55] Nicoletti et al. 2005
[56] Nicoletti et al. 2005

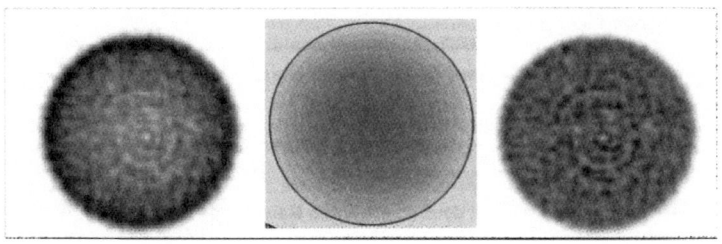

Abbildung 13: „Schwächungskorrektur nach Chang - Methode" (Nicoletti et al. 2010)[57]

2.2.8 Gemessene Schwächungskorrektur

Für die Korrektur auf Basis der gemessenen Schwächungskoeffizienten wird eine Transmissionsmessung mit einer externen Strahlenquelle angefertigt. Damit erhält man die tatsächliche Dichteverteilung im Patienten. Die Transmissionsquelle rotiert um den Patienten herum und stellt neben dem zusätzlichen zeitlichen Aufwand auch eine Erhöhung der Strahlenexposition dar (Geworski 2003)[58].

Typische Transmissionsquellen sind:

a) Linienquellen ((Kollimierung notwendig)

b) Punktquellen

c) Röntgenröhre

Um statistischen Schwankungen entgegen zu wirken, wird eine segmentierte Schwächungskorrektur verwendet, welche drei bis vier Dichtebereiche unterscheidet (Nicoletti et al. 2005)[59].

In der vorliegenden Arbeit wird eine Schwächungskorrektur anhand von CT - Daten vorgestellt. Neben einer Schwächungskorrektur, ermöglichen die CT - Daten auch eine Bildfusion der funktionellen SPECT - Aufnahmen mit der anatomischen CT - Information.

---

[57] Nicoletti et al. 2010
[58] Geworski 2003
[59] Nicoletti et al. 2005

2.2.9 Low dose Computertomographie

Die low - dose - CT wird ohne intravenöse Kontrastmittelverstärkung (CT - nativ) angefertigt. In der CT - Gantry wird ein Röntgenstrahlenfächer erzeugt und der Patient durchstrahlt. Um die Schwächungsdaten zu bestimmen, wird die Intensität der Röntgenstrahlen vor und nach dem Durchgang durch den Patienten gemessen. Aus den gewonnenen Intensitätsquotienten ergibt sich die Schwächung entlang des Strahlenpfades. Die Vorgangsweise wird aus vielen Richtungen wiederholt, sodass alle Volumenelemente von der Röntgenstrahlung erfasst werden (Abb. 14) (Nicoletti et al. 2010)[60].

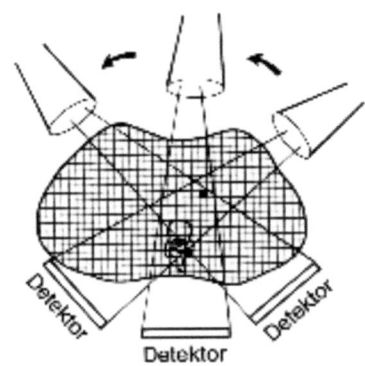

Abbildung 14: „Rotation der Röntgenröhre und der gegenüberliegenden Detektoren um die Längsachse des Patienten" (Kalender 2006)[61]

Es entsteht in jeder Richtung ein Schwächungsprofil der untersuchten Schichten. Aus Schwächungsprofilen lassen sich per Computer die Dichteverteilungen („attenuation map") errechnen, welche als Basis der Schwächungskorrektur sind (Abb. 15).

---

[60] Nicoletti et al. 2010
[61] Kalender 2006

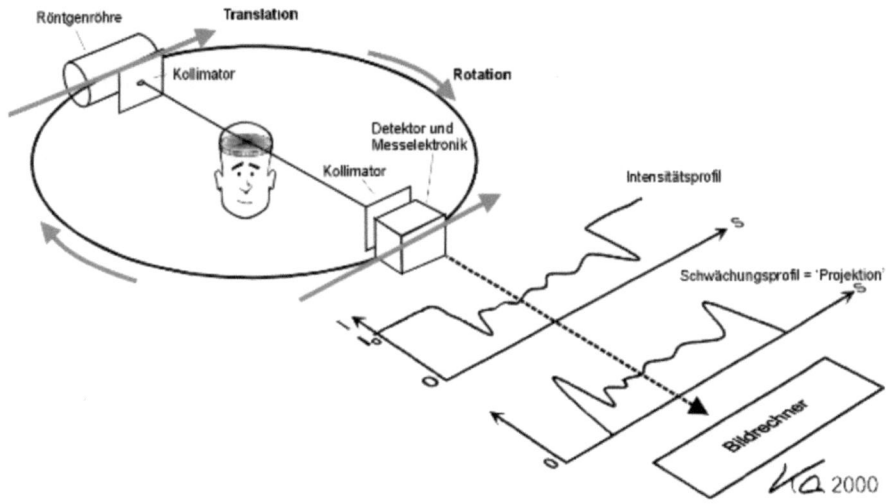

Abbildung 15: „Messwertaufnahme eines CT - Scanners" (Kalender 2006)[62]

Die Dichtewerte werden in Hounsfield - Einheiten (HE) angegeben. Jedem Dichtewert wird eine Graustufe zugeordnet: weiß bei starker Absorption und hohen HE - Werten (Knochen), schwarz bei fehlender Absorption und negativen HE - Werten (Luft). Die zusätzliche Strahlenbelastung ist viel niedriger (1mSv) als bei einer durchgeführten diagnostischen (full - dose - Technik) CT (z.B. CT der Lunge ca. 8 - 10 mSv) (Kalender 2006)[63]. Die Untersuchung dauert für den Patienten nur wenige Sekunden länger, als bei einer Szintigraphie ohne low - dose - CT. Die low – dose - CT-Transmissionsbilder sind artefaktfrei und können für die Fusion (Überlagerung) mit szintigraphischen Bildern verwendet werden (Abb. 16). Dadurch wird eine exakte anatomische Zuordnung (Co-registration) als auch eine exakte Berechnung der Strahlungsabschwächung möglich, so dass eine individuelle Schwächungskorrektur angefertigt werden kann (European Medicines Agency 2007)[64].

---

[62] Kalender 2006
[63] Kalender 2006
[64] European Medicines Agency 2007

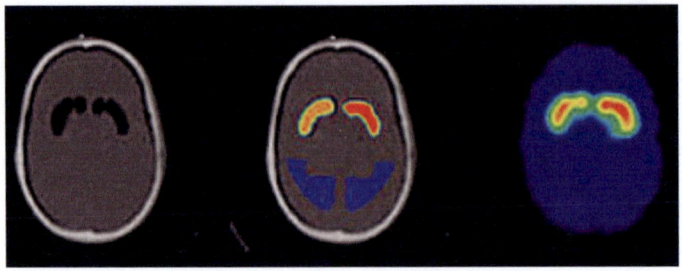

Abbildung 16: „a) links: CT - Bild, b) mitte: Koregistiertes Bild, c) rechts: SPECT - Bild"
(European Medicines Agency 2007)[65]

Die Gantries sind bei der Symbia T6 im selben Gehäuse untergebracht und nicht einzeln von außen sichtbar. Die rekonstruierten Bilder werden mit Hilfe eines eigens dafür erstellten Workflow's im Computer automatisch reformatiert und danach fusioniert.

2.2.10 Texturmerkmale

Die grundlegende Eigenschaft einer Textur ist das kleine elementare Muster, das sich periodisch im Raum wiederholt wie das Muster auf einer Tapete. Mit unserem Sehsystem können wir Muster leicht erkennen und voneinander unterscheiden. Viel schwieriger ist die Charakterisierung und Unterscheidung der diffusen Größen einer Textur mit definierten Parametern. Ein Computersystem kann mit mathematischen Operatoren eine Textur analysieren und Unterscheidung von Mustern ermöglichen. Mit Hilfe dieser Operatoren lassen sich auch komplexe Muster mit charakteristischen Größen beschreiben. Das Problem der Mustererkennung wird auf die einfache Unterscheidung von Grauwerten reduziert. In der Bildanalyse kann das kleine Grundmuster und die Wiederholungsregel beschrieben werden. Die Wiederholungsregel definiert die charakteristische Größe einer Textur. Die in dieser Arbeit aufgeführte Beschreibung bezieht sich auf Grauwertbilder, in denen zur Quantisierung (von lat. Quantitas - Menge) der Bildintensität jedem Pixel ein Byte zugeordnet wird. Somit verfügt man über Grauwerte, welche sich im Bereich zwischen 0 (schwarz) und 255 (weiß) befinden. Alle dazwischen liegenden Werte werden

---

[65] European Medicines Agency 2007

dunkel und hellgrau dargestellt. Ein Histogramm der Bytes einer Region beschreibt deren Textur. (Jähne 2005)[66]

Die lokale Verteilung und Variation der Grauwerte in einem Bereich des Bildes oder einer Fläche (Grundtexturfläche) bestimmen die Textur einer Objektoberfläche. Die Teilflächen wiederholen sich und bilden ein Texturgebiet. Die Grundtextur beinhaltet die notwendigen Texturinformationen und wird als texturerzeugendes Muster betrachtet. Mittels einer computerunterstützten Auswertung erhält man ein Texturfenster, mit welchem die Abhängigkeit der Textur von der Betrachtungsweise erkannt werden kann. Das Texturfenster hat die Größe der Grundtexturfläche und erlaubt die Extraktion aller notwendigen Texturmerkmale. Diese Merkmale haben einen abstrakten Charakter und sind ohne visuellen Bezug. Einfache Merkmale, womit eine Textur beschrieben werden kann, sind lokaler Graumittelwert und die lokale Varianz (Intensitätsschwankungen) der Grauwerte des Ursprungsbildes (Grauwerthistogramm - statistik erster Ordnung). Das Histogramm enthält somit die Information, wie viele Pixel welchen Grauwert besitzen (Abb. 17). (Jähne 2005)[67]

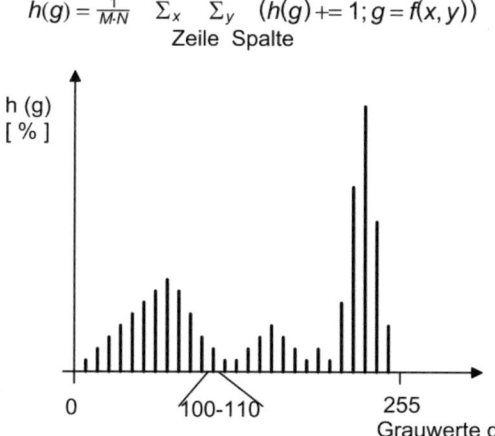

Abbildung 17: „Über die Verteilung der Grauwerte eines Bildes gibt das Histogramm der relativen Häufigkeiten Auskunft" (Jähne 2005)[68]

---

[66] Jähne 2005
[67] Jähne 2005
[68] Jähne 2005

2.2.11 Grauwertübergangsmatrix

Grauwertübergangsmatrix oder Co - occurrence - Matrizen (Spatial Greylevel Dependance Matrix - SGLD) sind ein wichtiges Werkzeug zur Texturanalyse womit Texturmerkmale, abgeleitet aus dem Ortsbereich, beschrieben werden können. Das Ziel der CoMa-Anwendung ist auch die Beschreibung der Grauwertverhältnisse in der näheren Umgebung des jeweiligen aktuellen Pixels. Die Grauwertmatrix lässt sich anhand folgender Formel berechnen:

$$C_{ij} = \frac{H_{ij}}{\sum_{i=1}^{G} \sum_{j=1}^{G} H_{ij}}$$

Formel 2

wobei C die Co - occurrence Matrix und G die Grautonanzahl der absoluten Häufigkeit des gemeinsamen Auftretens der Grautöne i und j ist. Co - occurrence Matrix repräsentiert die Korrelation zwischen den Pixeln. Pixel *p1* und *p2* sind ein Paar, wenn sie Abstand d haben und auf einer Linie mit einem gegebenen Winkel α zur x-Achse liegen (Abb. 18). (Jähne 2005)[69]

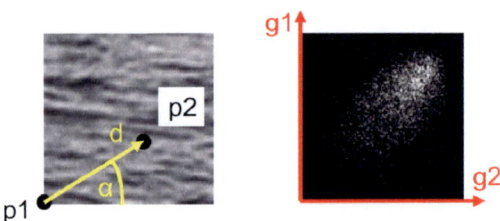

Abbildung 18: „Wahrscheinlichkeit *P*, dass *p1* und *p2* Grauwerte *g1* und *g2* haben" (Jähne 2005)[70]

Der Co - occurrence Algorithmus nutzt statistische Methoden um die Grauwertabhängigkeiten zu erfassen. Dazu werden zweidimensionale Matrizen eingesetzt, die Verbindungswahrscheinlichkeiten von Pixeln getrennt nach Distanz der Pixel (d) für eine gegebene

---

[69] Jähne 2005
[70] Jähne 2005

Richtung (*r*) angeben. Dabei treten wiederholende Grauwertunterschiede auf. Die Differenzen der Grauwertunterschiede lassen Rückschlüsse auf die Art der Strukturen zu. Die Operationen zur Erstellung einer Co - occurrence Matrix beschränken sich also auf das Zählen bestimmter Grauwertkombinationen an vorgegebenen Orten des Ursprungsbildes (Abb. 19). In weiterer Folge bedarf es noch einer Auswertung, die brauchbare Daten zur Beschreibung der Textur liefert. Beim Co - occurrence Verfahren ist es das Ziel, die einzelnen Matrizen in aussagekräftige Parameter zu überführen. Typische Parameter sind Energie, Kontrast, Entropie, Homogenität und Korrelation. (Haralick et al. 1973)[71]

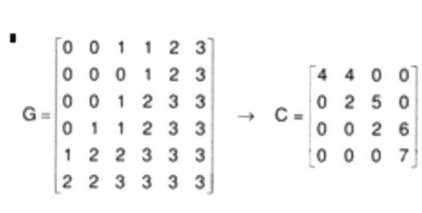

Abbildung 19: „Elemente *C* (*i,j*) der Grauwertmatrix geben an, wie häufig eine Relation (*iRj*) im Bild *G* erfüllt ist" (Haralick et al. 1973)[72]

Parameter *i* und *j* stellen die Grauwerte des Bildes dar, wo hingegen die Relation *iRj* z.B. folgende Bedeutung haben kann:

➢ Grauwert *i* ist rechter Nachbar von Grauwert *j*

➢ Grauwert *i* ist oberer Nachbar von Grauwert *j*

➢ Grauwert *i* ist übernächster linker Nachbar von Grauwert *j* etc. (Haralick et al. 1973)[73]

---

[71] Haralick et al. 1973
[72] Haralick et al. 1973
[73] Haralick et al. 1973

3 Material und Methoden

3.1 Messungen am Jaszczak Phantom mit Hohlkugeln

Die SPECT - Untersuchung wurde an einer Siemens Symbia T6 Doppelkopfkamera (E - Cam Detektorköpfe) durchgeführt. Die Symbia T6 ist mit einem vollwertigen 6 Zeiler Computertomographen ausgestattet.

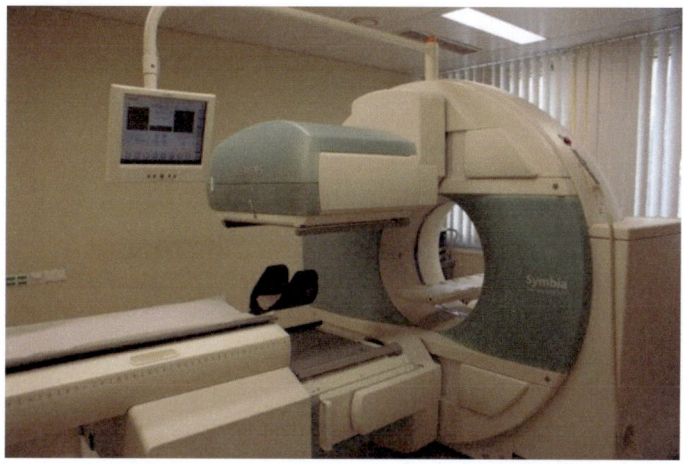

Abbildung 20: „Symbia T6 SPECT/CT mit Kopfhalterung"

Mit einer Rotation von 180 Grad konnten alle Projektionen aus 360 Grad aufgezeichnet werden. Die Aufzeichnung der Bilder erfolgte mit einer Matrix von 128 x 128 Pixel und transversale Schnittbilder wurden mit einer Pixelgröße und Schichtdicke von 3,9 mm rekonstruiert. Insgesamt wurden sechs Aufnahmen des Jaszczak Phantoms mit sechs verschiedenen Aufnahmeparametern und zwei verschiedenen Kollimatortypen angefertigt. Alle Aufnahmen wurden mit einem Photopeak - Hauptfenster von 140 keV und zwei Referenzfenstern (Streustrahlkorrektur) erstellt und mit einem entsprechenden Auswerteworkflow rekonstruiert. Im vorliegenden Abschnitt sollen die optimalen Aufnahmeparameter ermittelt werden.

3.1.1 Aktivitätsansatz

Für die Messung wurde zuerst eine 101 MBq ^{123}I Standardprobe vorbereitet. Am Aktivimeter erfolgte eine Messung der vollen Spritze zwecks Verifizierung der benötigten Aktivität. Daraus wurden 9 MBq ^{123}I für den Ansatz der Hohlkugeln entnommen und im Aktivimeter verifiziert. Der Ansatz wurde anschließend unter Verwendung von destilliertem Wasser auf 300 ml verdünnt (Tab. 2). Im Nachhinein erfolgte die Rückmessung der leeren Spritze. Für die Füllung des Hintergrunds des Jaszczak Phantoms wurden 45 MBq ^{123}I in destilliertem Wasser angesetzt.

Erforderliche Aktivitätskonzentration Kugeln	30 kBq/ml
Ansatzvolumen	300 ml
Erforderliche Aktivität Kugelansatz	8,9 MBq
Verhältnis	6 :1
Erforderliche Aktivitätskonzentration Phantom	4,92 kBq/ml
Phantomfüllung	9280 ml
Erforderliche Aktivität Phantom	45,63 MBq
Ansatzvolumen	300 ml
Tatsächliche Füllung Ansatz	9,6 MBq
Tatsächliche Aktivitätskonzentration Kugeln	32,2 kBq/ml
Tatsächliche Aktivität Phantom	44,6 MBq
Phantomfüllung	9280 ml
Tatsächliche Aktivitätskonzentration Phantom	5,07 kBq/ml
Verhältnis	*6,35 : 1*

Tabelle 2: „Angestrebte und tatsächlich zur Phantom/- und Kugelbefüllung verifizierte Aktivitätskonzentrationen"

Zwecks Dokumentation, erfolgte auch hier eine Messung der vollen und leeren Spritze im Aktivimeter. Für jede Spritze erfolgten fünf Messungen durch zwei Sekunden hindurch wobei für den Ausdruck der Mittelwert aller fünf Messungen genommen wurde. Von beiden Ansätzen (Hohlkugeln, Hintergrund) wurden Proben (1ml) entnommen, in ein Harnröhrchen injiziert und mit einem Germanium - Detektor (Genie 2000 Software, Version 2,1) zwecks Verifizierung gemessen.

3.1.2 Präparation des Jaszczak Phantoms mit Hohlkugeln

Im Ge-Detektor kann die Gammastrahlung in festen und flüssigen Proben gemessen werden. Es wird die Zählrate in einem Eichstandard bekannter Aktivität gemessen. Die Aktivität der Proben kann durch den Vergleich der Zählrate der Proben mit der Zählrate des Eichstandards berechnet werden (Zettinig)[74]. Es handelt sich hierbei um einen Germanium - Detektor welcher mit flüssigem Stickstoff (Betriebstemperatur - 180°C) gekühlt wird. Das Proberöhrchen wird in einen Marinelli - Becher gestellt, in die Detektorkammer positioniert und mittels Genie™ 2000 - Software (Genie™ 2000 Applications Software, Canberra) durch 100 Sekunden hindurch gemessen.

Zuerst wurden die sechs Plexiglaskugeln mit 32,2 kBq/ml ^{123}I befüllt (0,5 - 1 - 2 - 5,5 - 11 - 20 ml Füllvolumina). Der Durchmesser einzelner Hohlkugeln betrug 12 - 14,5 - 18 - 22 - 27 - 33 mm. Die Kugelbolzen der einzelnen Hohlkugeln wurden im inneren des Jaszczak Phantoms in die entsprechenden Öffnungen fest hinein verschraubt.

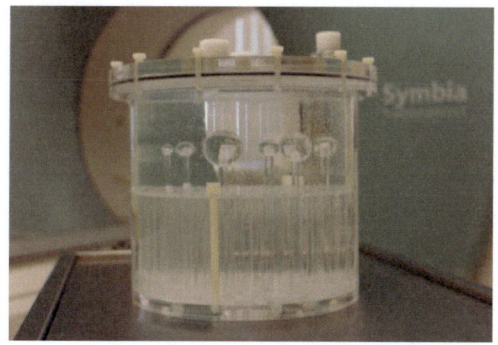

Abbildung 21: „Befülltes Jaszczak Phantom"

Die Innenkammer des Plexiglaszylinders des Jaszczak Phantoms wurde mit ca. 10 Liter demineralisiertem Wasser gefüllt und für die bevorstehende Messung vorbereitet (Abb. 21). Die initiale Hintergrundaktivität betrug 5,07 kBq/ml ^{123}I für ein Kontrastverhältnis von 6,35 : 1.

---

[74] Zettinig

3.1.3 Akquisition

Das befüllte Jaszczak Phantom wurde in die, auf der Patientenliege vorgesehene, Kopfstütze gelegt (waagerechte Positionierung) und mit Klebeband befestigt (Abb. 22). Anschließend folgten sechs SPECT - Untersuchungen mit verschiedenen Winkelschritten, Aufnahmezeiten und Kollimatoren. Ziel des vorliegenden Abschnittes war es, den Einfluss der Aufnahmeparameter (Variation von Winkel, Messzeit, Kollimator) zur Ermittlung optimaler Daten in der Phantomstudie zu ermitteln.

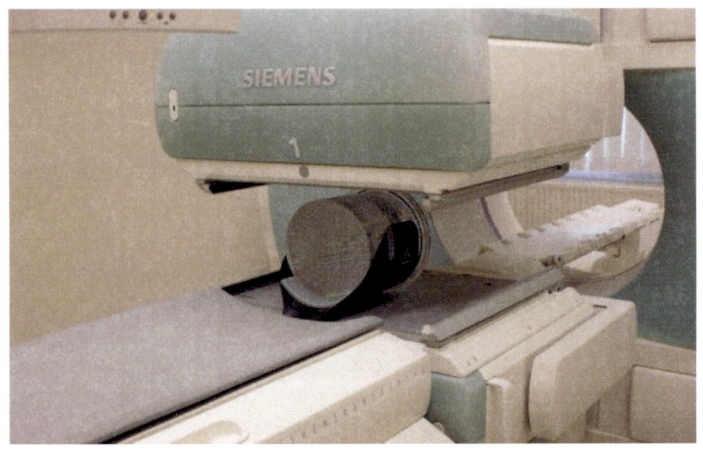

Abbildung 22: „SPECT - Akquisition des Jaszczak Phantoms mit Hohlkugeln"

1) **6 - HR - 30** SPECT - Untersuchung: 6° Winkelschritte, Hochauflösender Kollimator, 30 Sekunden/Bild Messzeit
2) **6 - ME - 30** SPECT - Untersuchung: 6° Winkelschritte, Mittelenergetischer Kollimator, 30 Sekunden/Bild Messzeit
3) **3 - HR - 30** SPECT - Untersuchung: 3° Winkelschritte, Hochauflösender Kollimator, 30 Sekunden/Bild Messzeit
4) **3 - ME - 30** SPECT - Untersuchung: 3° Winkelschritte, Mittelenergetischer Kollimator, 30 Sekunden/Bild Messzeit
5) **3 - HR - 25** SPECT - Untersuchung: 3° Winkelschritte, Hochauflösender Kollimator, 25 Sekunden/Bild Messzeit
6) **3 - ME - 25** SPECT – Untersuchung: 3° Winkelschritte, Mittelenergetischer Kollimator, 25 Sekunden/Bild Messzeit

Die restlichen Aufnahmeparameter wurden auf allen sechs SPECT - Untersuchungen wie folgt angewendet:

    a)   Photopeak - Hauptfenster: 129,5 - 150,5 keV
    b)   Zwei Photopeak - Referenzfenster: unterer 108,5 - 129,5 keV, oberer 150,5 - 171,5 keV
    c)   Breite für alle drei Energie - Fenster: 15%
    d)   Zoom : 1,23
    e)   Matrix: 128 x 128
    f)   Detektorkonfiguration: 180
    g)   Anzahl der Ansichten/Detektor : 60
    h)   Abtastung : kreisförmig (zirkulär)
    i)   Modus : schrittweise (step and shoot)

Für die SPECT - Untersuchung wurde ein eigens erstellter Aufnahme Workflow für Phantomstudien verwendet.

3.1.4 Rekonstruktion

Für die Rekonstruktion aller Datensätze wurde die von der Firma Siemens bereitgestellte Arbeitsstation samt e - soft Software (Syngo MI Applications 2009A, Version 8.1.15.7_VE32B16PJ0IR 15.4 2009/10/23 SP2) verwendet. Die e - soft Software bietet dem Anwender die Möglichkeit verschiedene Arbeitsschritte in beliebiger Anzahl mit verschiedensten Leitweglenkungen zu einem Arbeitsablauf (Workflow) zusammen zu führen. Hierfür wurde wieder ein eigens erstellter Rekonstruktions - Workflow für Phantomstudien verwendet. Der Rohdatensatz wurde mit dem iterativen OSEM Flash 3D - Algorithmus rekonstruiert. Optimale Werte für die Rekonstruktion konnten bei 8 Iterationen und 15 Subsets gefunden werden (Vorgabe der Firma Siemens).

3.1.5 Auswertung

Die numerische Auswertung erfolgte mittels ImageJ (Abramoff et al. 2004)[75]. ImageJ ist ein Bildverarbeitungsprogramm welches als Freeware über das Internet verfügbar ist (Version 1.45, http://rsb.info.nih.gov/ij). Das Programm wurde in Java™ Programmier-

---

[75] Abramoff et al. 2004

sprache (Java 1.6.0_20 (32-bit)) geschrieben und zeichnet sich besonders durch sein Plugin Konzept aus, wodurch die Funktionalität der Bildverarbeitungssoftware ständig erweitert wird.

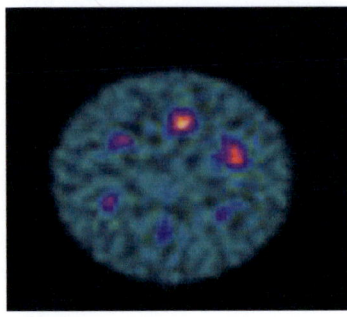

Abbildung 23: „Stacks der rekonstruierten Serie, Farbskala Warm Metal"

Alle rekonstruierten Serien wurden separat ausgewertet und die ermittelten Ergebnisse in einer Excel Tabelle abgespeichert. Alle rekonstruierten Bilder wurden in Form von Stacks importiert (Abb. 23). Mittels ROI Manager wurden die Durchmesser der ROIs entsprechend dem Durchmesser der Hohlkugeln angepasst. Das Auffinden der zentralen Schicht für jede Kugel erfolgte mit der Funktion *Image Stacks* und *Plot Z - axis Profile* (Abb. 24). Die auf diese Weise gewonnenen Daten wurden für die Berechnung des Kontrastes der Hohlkugeln nach Gleichung 3 (siehe unten) verwendet.

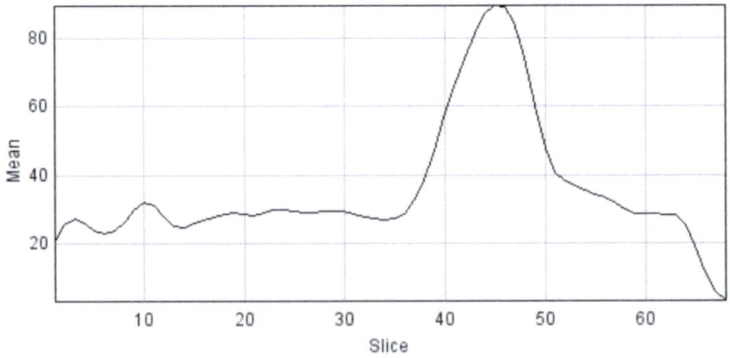

Abbildung 24: „Plot Z - axis Profile"

Durch einen von Bergmann u.a (H. Bergmann o.J.)[76] erstellten Plug-in wurde die Auswertung nach NEMA NU2 - 2001 Standard ermöglicht. NEMA NU2 - 2001 Standard (Performance Measurements of Positron Emission Tomographs) der National Electrical Manufacturers Association (NEMA) bietet eine detaillierte Anleitung zur Bestimmung des Kontrastes in definierten ROIs (Region of Interest) (Köchle 2008)[77]. Da das Ziel des vorliegenden Abschnittes die Ermittlung der optimalen Aufnahmeparameter in der Phantomstudie ist, bietet sich die Verwendung des Standards besonders gut an. Unter anderem ist in diesem Standard der Kontrast der heißen Kugeln (siehe Tab. 4) definiert (Köchle 2008)[78].

Kontrast der heißen Kugeln wird mit folgender Formel berechnet:

$$QH,j = \frac{\frac{CH,j}{CB,j} - 1}{\frac{aH}{aB} - 1} \cdot 100\%$$

Formel 3

Wo :

CH, j . . . mittlere Impulszahl der ROI für die heiße Kugel j

CB, j . . . mittlere Impulszahl der Hintergrund - ROIs für die Kugel j

aH . . . Aktivitätskonzentration der heißen Kugeln

aB . . . Aktivitätskonzentration im Hintergrund (Köchle 2008)[79].

3.2 Messungen am Striatum Phantom

Die Vergleichbarkeit der Daten aus verschiedenen Einrichtungen kann mit Hilfe von Messungen am Striatum Phantom erreicht werden. Zuvor definierte Aktivitäten lassen sich in exakt bekannte Volumina applizieren (Abb. 25). Damit kann ein Standard festgelegt

---

[76] H. Bergmann o.J.
[77] Köchle 2008
[78] Köchle 2008
[79] Köchle 2008

werden bei dem Messfehler durch unbekannte Größen oder unterschiedlichen physiologischen Ausscheidungsvorgang ausgeschlossen sind. Bei Striatum Phantom handelt es sich um eine realitätsnahe Nachbildung der Basalganglien (Süßmair 2007)[80].

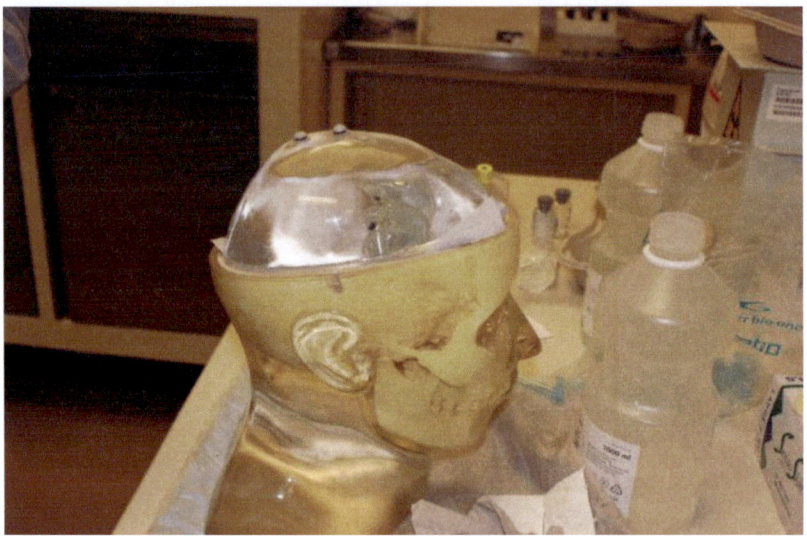

Abbildung 25: „Striatum Phantom mit befüllbaren Kammern"

Zur Ermittlung der Einflüsse von Streustrahlung und Schwächung auf die Bildqualität der SPECT - Daten wurde das anthropomorphe 3D - Striatum Phantom der Firma RSD (Radiology Support Devices, Inc.) verwendet. Die Dichteeigenschaften entsprechen denen des menschlichen Gewebes. Der künstliche Schädelknochen ist von Weichgewebe umgeben und lässt sich im Bereich der Calvaria zwecks Befüllung der Kammern leicht abtrennen (Süßmair 2007)[81]. Die Hirnschalle besteht aus fünf verschiedenen Komponenten welche separat befüllt werden können:

- a) Nucleus caudatus (links, rechts) mit einem Volumen von 4,9ml
- b) Putamen (links, rechts) mit einem Volumen von 5,9ml
- c) Restkammer mit einem Volumen von 1290ml

---

[80] Süßmair 2007
[81] Süßmair 2007

Die Restkammer repräsentiert die Hintergrundaktivität und kann mit einer konstanten Aktivität befüllt werden (Süßmair 2007)[82]. Daraus lassen sich unterschiedliche Aktivitätsverhältnisse ermitteln und seitengetrennt berechnen:

    a)   Nucleus caudatus / Putamen Verhältnis (Ratios)
    b)   Striatum links / rechts Differenz
    c)   Striatum / Hintergrund Verhältnis (Striatum / Background Ratios)

3.2.1 Aktivitätsansatz

Zur Ermittlung des Einflusses der Streustrahlenkorrektur und CT - Schwächungskorrektur auf die Bildqualität der SPECT - Daten wurden vier SPECT/CT - Untersuchungen des Striatum Phantoms mit dem Isotop ^{123}I - DAT durchgeführt.

Aktivitätskonzentrationen Striatum Phantom	20 kBq/ml	30 kBq/ml	40 kBq/ml	50 kBq/ml
Ansatzvolumen - Striatum	50 ml	33 ml	25 ml	20 ml
Erforderliche Aktivität	1 MBq	1 MBq	1 MBq	1 MBq
Verhältnis (Striatum : Cortex)	4 : 1	6 : 1	8 : 1	10: 1
Erforderliche Aktivitätskonzentration Cortex	5 kBq/ml	5 kBq/ml	5 kBq/ml	5 kBq/ml
Phantomfüllung Cortex (Hintergrund)	1290 ml	1290 ml	1290 ml	1290 ml
Erforderliche Aktivität Cortex(Hintergrund)	6 MBq	6 MBq	6 MBq	6 MBq
Tatsächliche Füllung Ansatz (Striatum)	1 MBq	1 MBq	1 MBq	1 MBq
Tatsächliche Aktivitätskonzentration Striatum	19,8 kBq/ml	29,6 kBq/ml	37,4 kBq/ml	44,5 kBq/ml
Tatsächliche Aktivität Cortex (Hintergrund)	6,5 MBq	6,5 MBq	6,5 MBq	6,5 MBq
Tatsächliche Aktivitätskonzentration Cortex	5,25 kBq/ml	5,25 kBq/ml	5,25 kBq/ml	5,25 kBq/ml
Verhältnis (Striatum : Cortex)	3,8 : 1	5,6 : 1	7,1 : 1	8,5 : 1

Tabelle 3: „Erforderliche und verifizierte Aktivitätskonzentration"

---

[82] Süßmair 2007

Zuerst wurde die Standardprobe mit der initialen Aktivität von 6,5 MBq ^{123}I - DAT aufgezogen und im Aktivimeter gemessen. Danach erfolgte die Verdünnung des Standards auf 10 ml mit destilliertem Wasser (Tab. 3). Davon wurde 1 ml aufgezogen und zu 1290 ml für die Simulation des Hintergrunds verdünnt (Ziel: 5 kBq/ml). Die Vorbereitung des Striatum Standards erfolgte in vier Stufen:

1) Portionierung von vier Luer Spritzen zu 1 MBq 123I - DAT

2) Verdünnung des Striatum Standards mit destilliertem Wasser auf 20, 25, 33 und 50 ml

3) Befüllung des Striatum Phantoms (Ziel: 50 kBq/ml, 40 kBq/ml, 30 kBq/ml und 20 kBq/ml)

4) Zwecks Verifizierung im Ge - Detektor wurden sowohl von der Hintergrundaktivität als auch von den vier verschiedenen Aktivitätskonzentrationen Proben zu 1 ml entnommen und in fünf Harnröhrchen injiziert.

3.2.2 Präparation des Striatum Phantoms

Mit vier verschiedenen Aktivitätskonzentrationen wurden vier verschiedene Patienten simuliert:

1) Sehr kranker Patient mit 20 kBq/ml ^{123}I - DAT
2) Eher kranker Patient mit 30 kBq/ml ^{123}I - DAT
3) Eher gesunder Patient mit 40 kBq/ml ^{123}I - DAT
4) Sicher gesunder Patient mit 50 kBq/ml ^{123}I - DAT

Auch hier wurden die vier Komponenten des Striatum Phantoms viermal nacheinander mit vier verschiedenen Aktivitätskonzentration befüllt:

a) Nucleus caudatus (links, rechts) mit 4,9 ml Füllvolumina
b) Putamen (links, rechts) mit 5,9 ml Füllvolumina

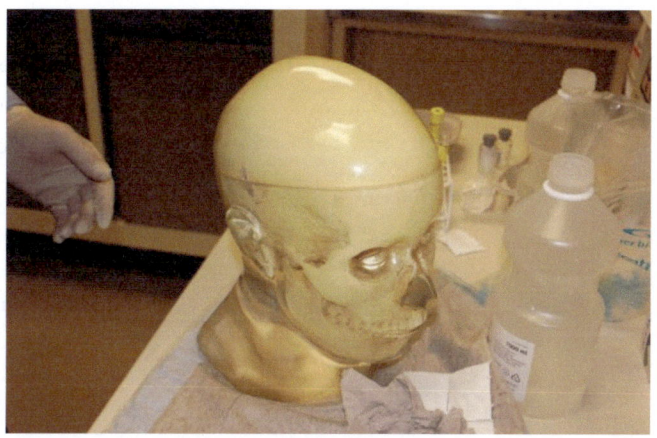

Abbildung 26: „Präpariertes Striatum Phantom"

Die Restkammer repräsentierte die Hintergrundaktivität (Cortex) und wurde mit 5,25 kBq/ml befüllt. Nach jeder, erfolgreicher Befüllung, erfolgte eine SPECT/CT - Untersuchung an der Symbia T6 Gamma Kamera (Abb. 27).

3.2.3 Akqusition

Die SPECT - Untersuchung erfolgte mit folgenden Aufnahmeparametern:

- a) 3° Winkelschritte
- b) 30 Sekunden Messzeit / Bild
- c) Niederenergetisch, hochauflösender Kollimator
- d) Photopeak - Hauptfenster: 145,84 - 169,5 keV
- e) Zwei Photopeak - Referenzfenster: unterer 122,19 - 145,84 keV, oberer 1 169,5 - 193,15 keV
- f) Breite für alle drei Energie - Fenster : 15 %
- g) Zoom : 1,23
- h) Matrix : 128 x 128
- i) Abtastung : kreisförmig (zirkulär)
- j) Scanmodus : step and shoot (schrittweise)
- k) Anzahl der Ansichten / Detektorkopf : 60
- l) Detektorkonfiguration : 180
- m) Tischhöhe : 16 cm (Am Bildschirm ablesbar)
- n) Rotationsradius : 13,5 cm
- o) Pixelgröße : 3,9 mm

Ein eigens dafür erstellter Aufnahme Workflow wurde für die Akquisition der SPECT/CT - Daten verwendet.

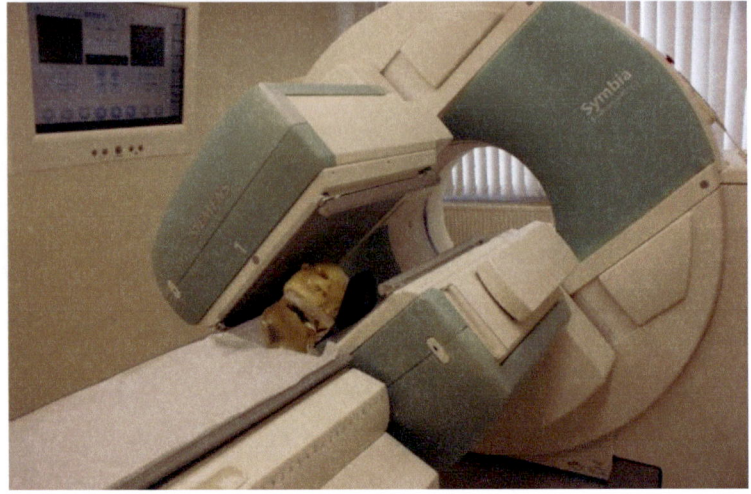

Abbildung 27: „Akquisition des Striatum Phantoms"

Für jede Aktivitätskonzentration wurde ein separater Datensatz erstellt und entsprechend in der Serieninformation signiert. Ein bereits zuvor eigens erstellter Aufnahme Workflow für Phantom Untersuchungen war auch in dieser Angelegenheit sehr hilfreich. Die schon definierten Aufnahmeparameter mussten nur entsprechend für jede Aktivitätskonzentration geändert und neu signiert werden.

Die nach jeder SPECT - Untersuchung durchgeführte CT - Untersuchung erfolgte mit folgenden Aufnahmeparametern:

- a) 130 kV
- b) 20 mAs
- c) Schichtdicke 4,0 mm
- d) Kollimation 6 x 1 mm
- e) Gesamt mAs 561
- f) Gesamt DLP 92
- g) CTDIvol 5,48
- h) Schichtanzahl 41
- i) Recon Filter Brain 4.0 H08s

Die CT - Daten wurden für die individuelle Schwächungskorrektur der SPECT - Datensätze verwendet. Durch die präzise Schwächungskorrektur der SPECT - Datensätze wird die Genauigkeit hinsichtlich weiterer Verarbeitung bzw. Quantifizierung deutlich erhöht (Siemens AG Healthcare Sector 2006)[83].

3.2.4 Rekonstruktion

Ein eigens hierfür erstellter Rekonstruktions Workflow für Phantomstudien wurde für die Auswertung der Datensätze verwendet. Verschiedene, vom Hersteller angebotene Arbeitsschritte lassen sich zu einem individuellen Workflow zusammenfügen mit denen die Rohdaten verarbeitet werden können. Die Streustrahlenkorrektur als auch die CT - Schwächungskorrektur waren im Rekonstruktions Algorhitmus eingebunden und ließen sich mit einem Mausklick aktivieren bzw. deaktivieren. Zur iterativen Rekonstruktion wurde ein OSEM Flash 3D - Algorhitmus verwendet. Optimale Werte für die Rekonstruktion der Bilder konnten bei 8 Iterationen und 16 Subsets gefunden werden. In Abbildung 28 werden die verwendeten Arbeitsschritte gezeigt.

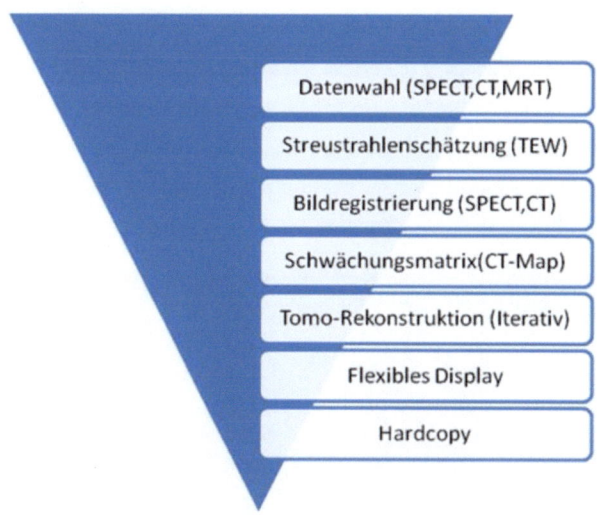

Abbildung 28: „Workflow Diagramm"

---

[83] Siemens AG Healthcare Sector 2006

Jeder Datensatz wurde streustrahlenkorrigiert und separat folgenden Auswertemethoden unterzogen:

    a)   CT - Schwächungskorrektur
    b)   Schwächungskorrektur nach CHANG
    c)   Keine Schwächungskorrektur

Die Transversalschnitte wurden in der Serieninformation entsprechend signiert (CT - AC, CHANG - AC, NON - AC) und für die Quantifizierung vorbereitet.

3.2.5 Auswertung

Via lokales Ethernet wurden die, nach oben beschriebener Methode, rekonstruierten Datensätze an die Hermes Workstation (Hermes medical solutions, Inc.) versendet. Als Plattform diente die BRASS („Brain Registration and Analysis Software Suite") Software, Version 3.4.4 beta (Hermes Medical Solutions, Inc.). Auf Basis dieser Software war es möglich, nutzerspezifische Programme für quantitative Auswertungen zu entwickeln. Die erforderlichen Hauptkomponenten - Generierung dreidimensionaler, standardisiert ausgerichteter normierter Templates (gesunde Kontrollpersonen); Kreierung dreidimensionaler VOIs („Volume of interest") über dem Volumen der Zielstruktur; Werkzeuge zum Auslesen der numerischen Information innerhalb der VOIs - wurden an die ^{123}I - DAT Szintigraphie adaptiert. Templates gesunder Kontrollen werden aus kranieller Magnetresonanztomographie einer gesunden Kontrollperson und 14 FP - CIT-Studien gesunder Probanden angefertigt (Süßmair 2007)[84].

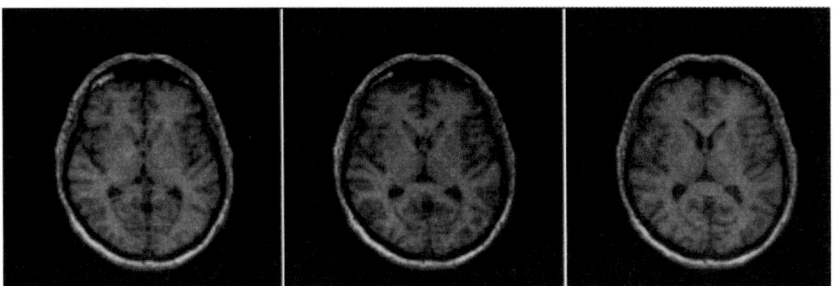

Abbildung 29: „Kranielle Magnetresonanztomographie einer gesunden Kontrollperson"

---

[84] Süßmair 2007

Die 14 FP - CIT - Studien wurden einzeln auf die zuvor, entsprechend der Talairach - Koordinaten standardisiert ausgerichteter Kernspintomographie, co-registriert. Das auf diese Weise erstellte Mean - Template dient als Vorlage für die Registrierung von Patientenuntersuchungen (Süßmair 2007)[85].

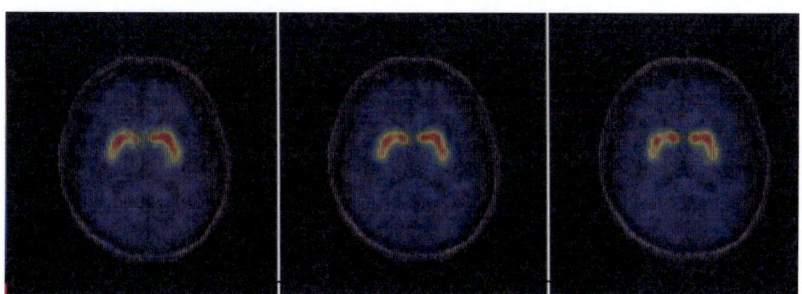

Abbildung 30: „Überlagerung der MRT mit Mean - Template"

Aus der morphologischen Information der Kernspintomographie wird eine „3D - Overlaymap" erstellt. Sie besteht aus zwei striatalen VOI - Regionen, die striatalen Regionen unterteilen sich in weitere zwei Regionen für Nucleus caudatus und Putamen, sowie drei Referenzregionen im Cerebellum, frontalem und okzipitalem Kortex (Süßmair 2007)[86].

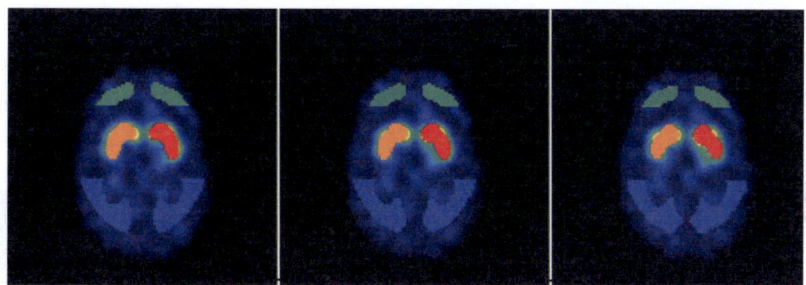

Abbildung 31: „Überlagerung mit 3D - Overlaymap"

Anhand der Count / Voxel Information lassen sich spezifische Bindungswerte („Specific Ratio") berechnen. Die höchste und die niedrigste Impulszahl wird auf der Farbskala mit

---

[85] Süßmair 2007
[86] Süßmair 2007

rot und blau, statistisches Rauschen (mittlere Impulszahl) hingegen mit gelb symbolisiert. Die Überlagerung mit dem Template hinsichtlich Größe, Lage, Ausrichtung und Reangulation erfolgt automatisch durch den in der Software integrierten Algorhitmus (Süßmair 2007)[87]. Für die Quantifizierung der zuvor streustrahlen-/ und schwächungskorrigierten SPECT-Datensätze wurde die DaTSCAN Analysis, Version 3.5 (DaTSCAN™Analysis 2003)[88] verwendet.

3.3 Texturanalyse

3.3.1 Statistik erster Ordnung

Die erstellten Transversalschnittbilder wurden im rekonstruierten Datensatz entsprechend der vorgenommenen Schwächungskorrekturmethode gekennzeichnet (CHANG-AC vs. CT-AC) und für die statistische Analyse vorbereitet. Alle rekonstruierten Bilder wurden in Form einer IMA - Datei importiert. Die IMA - Datei ist ein Archiv - Format für die Erstellung einer Image - Datei. Die Auswertung erfolgte wieder mit dem Bildverarbeitungsprogramm ImageJ (Abramoff et al. 2004)[89]. Das Auffinden der zentralen Schicht für jede Serie erfolgte mit der Funktion *Image Stacks* und *Plot Z-axis Profile*. Die auf diese Weise gewonnenen Bilder wurden in Form von *Text Image* gespeichert und anschließend für die Erstellung eines Histogramms importiert. Mittels ROI Manager konnte der Durchmesser der ROI entsprechend dem Durchmesser der Schädelkontur im rekonstruierten Bild angepasst werden. Mit der Funktion *Analyze* und *Histogram* ließ sich die statistische Häufigkeit der einzelnen Grauwerte im schwächungskorrigierten Ursprungsbild darstellen. Das Ursprungsbild, das vollständig mit ein und derselben Textur ausgefüllt war, konnte durch geeignete Merkmale (Texturmerkmale) beschrieben werden. Das Histogramm (Grauwerthistogramm) erlaubte eine Aussage über die vorkommenden Grauwerte (Min, Max), über den lokalen Graumittelwert (Mean) und die lokale Standardabweichung der Grauwerte (StdDev) des Ursprungsbildes (Abb. 32). Der Mittelwert eines Bildes sagt aus, ob das Bild hell oder dunkel ist. Die Varianz bzw. Standardabweichung liefert große Werte, wenn der Kontrast (Grauwertunterschiede) im Bild groß ist.

---

[87] Süßmair 2007
[88] DaTSCAN™Analysis 2003
[89] Abramoff et al. 2004

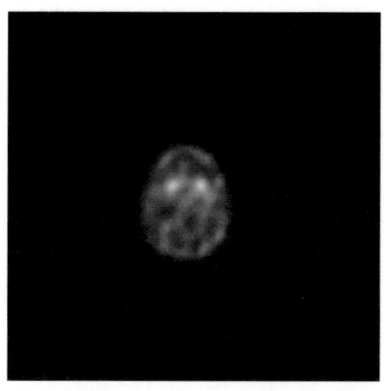
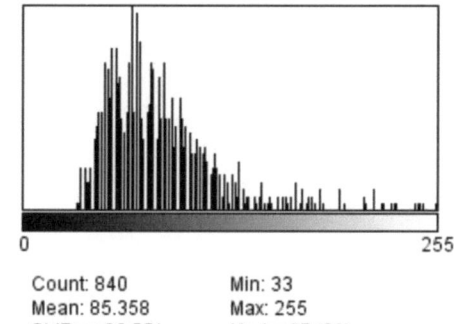

Count: 840 Min: 33
Mean: 85.358 Max: 255
StdDev: 36.551 Mode: 67 (29)

Abbildung 32: „Ursprungsbild (*Text Image* der Basalganglien) und das dazugehörende Histogramm"

3.3.2 Statistik zweiter Ordnung

Das typische Werkzeug der Texturanalyse ist die sogenannte Co - occurrence Matrix (CoMa) oder Grauwertübergangsmatrix. Mittels CoMa können die Grauwertverhältnisse in der näheren Umgebung des jeweiligen aktuellen Pixels beschrieben werden. Die Matrizen bestehen aus Zeilen und Spalten. Die Anzahl von Zeilen und Spalten entspricht der Anzahl der unterschiedlichen Grauwerte im Ursprungsbild. Die Einträge in die Matrizen entsprechen der Häufigkeit der im Ursprungsbild aufgetretenen Grauwertkombinationen (Abb. 33).

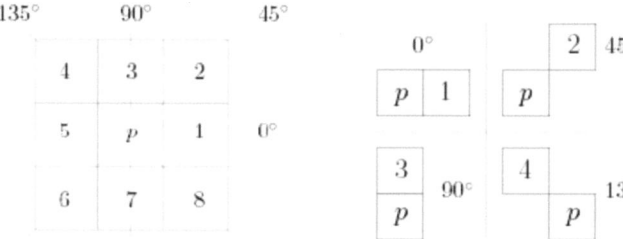

Abbildung 33: „Links ist eine Achternachbarschaft mit vier eingezeichneten Winkeln. Zur Berechnung einer CoMa werden vier CoMa gebildet. Deren Displacements haben jeweils den Betrag 1 und die Winkel 0°, 45°, 90° und 135°. Rechts sind die vier Displacements einzeln abgebildet " (Haralick et al. 1973)[90]

---

[90] Haralick et al. 1973

Die Operationen beschränken sich auf das Zählen bestimmter Grauwertkombinationen an Orten des Ursprungsbildes. Für jede der vier Richtungen (horizontal, vertikal und beide Diagonalen) wird eine Co - occurrence Matrix aufgestellt, d. h., einmal werden die Pixel gezählt, die in x-Richtung einen Abstand von d haben (horizontal), für die Vertikale wird der Abstand d in y-Richtung betrachtet, etc. (Jähne 2005)[91]. Die rekonstruierten Ursprungsbilder (*Text Image*) wurden in eine andere Darstellungsform überführt (Rotationsinvariante CoMa), in der die Nachbarschaftsverhältnisse von Grauwerten eingetragen waren. Ziel in diesem Abschnitt war es, die Schwächungsmatrizen (CHANG - AC, CT - AC) in aussagekräftige Parameter zu überführen, wie z.B. Energie, Kontrast, Korrelation, Homogenität und Entropie (Haralick et al. 1973)[92], welche, wie folgt, definiert sind:

1) Energie (Angular Second Moment - ASM)

$$f_1 = \sum_i \sum_j \{p(i,j)\}^2$$

Formel 4

Das Merkmal ASM beschreibt die Uniformität (Gleichförmigkeit) entlang der Hauptdiagonalen der Matrix. Annähernde Werte aller vier Richtungen beschreiben eine Ordnung in der Matrix („Energy is very orderly") (Haralick et al. 1973)[93].

2) Kontrast - mittlere Grauwertvariation

$$f_2 = \sum_{n=0}^{N_g-1} n^2 \left\{ \sum_{\substack{i=1 \\ |i-j|=n}}^{N_g} \sum_{j=1}^{N_g} p(i,j) \right\}$$

Formel 5

Dieses Merkmal berechnet das Trägheitsmoment der Matrix entlang der zwei Hauptdiagonalen. Die Werte nehmen zu, wenn das Bild einen höheren Kontrast aufweist (kontrastrei-

---

[91] Jähne 2005
[92] Haralick et al. 1973
[93] Haralick et al. 1973

che Bilder). Nimmt der Kotrast ab, sind die Punkte um die Diagonale gelagert und die Bilder erscheinen kontrastarm (kleinerer Wert) (Haralick et al. 1973)[94].

3) Korrelation

$$f_3 = \frac{\sum_i \sum_j (ij)p(i,j) - \mu_x\mu_y}{\sigma_x\sigma_y}$$

Formel 6

Die Korrelation ist ein Maß für die Abhängigkeit der Zeilen und Spalten der Grauwertmatrix untereinander (Haralick et al. 1973)[95].

4) Lokale Homogenität (Inverse Difference Moment - IDM)

$$f_5 = \sum_i \sum_j \frac{1}{1 + (i - j)^2} p(i,j)$$

Formel 7

Bei zunehmender Entfernung der Matrixeinträge von den Hauptdiagonalen zeigt das inverse Differenzmoment kleinere Werte an. Daher wird dieses Merkmal oft als lokale Homogenität bezeichnet und beschreibt die Ähnlichkeit von Nachbarpixeln (Haralick et al. 1973)[96].

5) Entropie

$$f_9 = -\sum_i \sum_j p(i,j) \log(p(i,j))$$

Formel 8

---

[94] Haralick et al. 1973
[95] Haralick et al. 1973
[96] Haralick et al. 1973

Das Merkmal Entropie ist ein Maß für den Informationsgehalt der Co - occurrence Matrix und beschreibt die Unordnung in der Grauwertmatrix (Haralick et al. 1973)[97].

Die Haralick'sche Texturmaße lassen sich aus der Co - occurrence Matrix (CoMa) berechnen und liefern aussagekräftige Werte für verschiedene Texturen, womit abstrakte Merkmale mit visuellen Vorstellungen korreliert und Fehler in den Bilddaten gefunden werden können (Haralick et al. 1973)[98]. Für die Texturanalyse wurde das *Text Image* Format, das Bildverarbeitungsprogramm ImageJ (Abramoff et al. 2004)[99] und ein hierfür speziell modifiziertes Plugin *GLCM Texture* angewendet. Zur Normalisierung der CoMa wurde die jeweils ermittelte Häufigkeit für eine Grauwertkombination durch die Anzahl aller betrachteten Grauwertkombinationen geteilt. Die Einträge in den CoMa wurden dadurch für beide Schwächungskorrekturmethoden symmetrisch verteilt. Die Anzahl der Grauwerte wurden in der CoMa auf 8 bit quadratisch skaliert (8 x 8 Werte).

---

[97] Haralick et al. 1973
[98] Haralick et al. 1973
[99] Abramoff et al. 2004

4 Ergebnisse

4.1 Auswertung der heißen Kugeln (visuelle Beurteilung)

Die Ergebnisse der ImageJ - Auswertungen sind in der Tabelle 4 aufgeführt.

	3-HR-30	3-HR-25	6-HR-30	3-ME-30	3-ME-25	6-ME-30
HK 12mm	3,28%	2,68%	2,84%	3,06%	2,83%	3,53%
HK 14,5mm	3,15%	2,60%	2,33%	2,80%	3,14%	3,57%
HK 18mm	3,29%	3,48%	3,16%	3,89%	4,75%	4,05%
HK 22mm	3,85%	3,76%	3,26%	5,04%	4,30%	4,82%
HK 27mm	4,05%	4,32%	3,79%	5,66%	4,78%	4,92%
HK 33mm	3,88%	4,02%	3,46%	4,93%	4,96%	4,71%

Tabelle 4: „ImageJ - Ergebnisse"

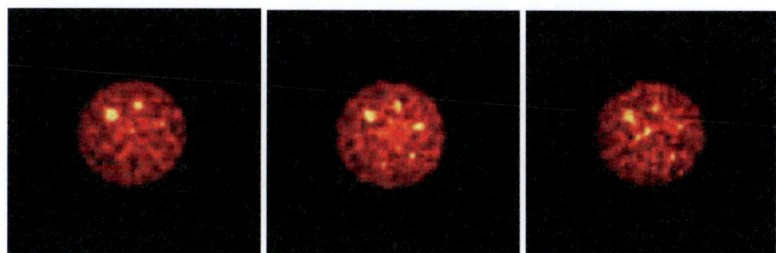

Abbildung 34: „3 - HR - 25, 3 - HR - 30, 6 - HR - 30"

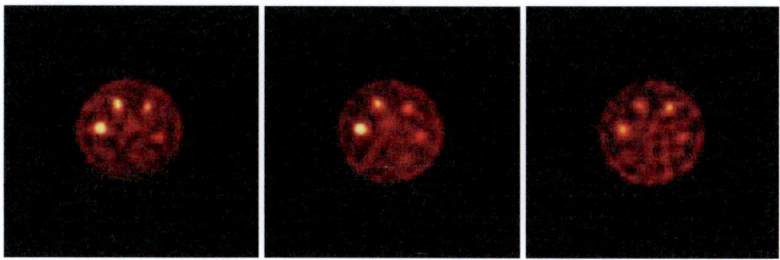

Abbildung 35: „3 - ME - 25, 3 - ME - 30, 6 - ME - 30"

Bezüglich Kontrastierung erscheint der Hintergrund in den ersten drei Flash 3D - Serien etwas höher ausgeprägt als im Vergleich zu den letzten drei Flash 3D - Serien, wo die Kontrastierung deutlich reduzierter ist. Die in den Abbildungen 34 und 35 rekonstruierten Aufnahmeserien wurden nach der Triple Energy Window Methode streustrahlenkorrigiert und mit dem iterativen OSEM Flash 3D Algorithmus rekonstruiert. Die heißen Kugeln sind in den Aufnahmeserien 3-HR-25, 3-HR-30 und 6-HR-30 in ihrer Form und Größe nicht gänzlich ersichtlich. Die kleinste Kugel kommt nicht zur Darstellung. Am schlechtesten schneidet die Aufnahmeserie 3-HR-25 ab, wo hingegen die Aufnahmeserie 6-ME-30 am besten abschneidet und alle Kugeln zur Darstellung kommen.

Die Ergebnisse lassen sich auch in Form eines Diagramms visualisieren (Abb.36).

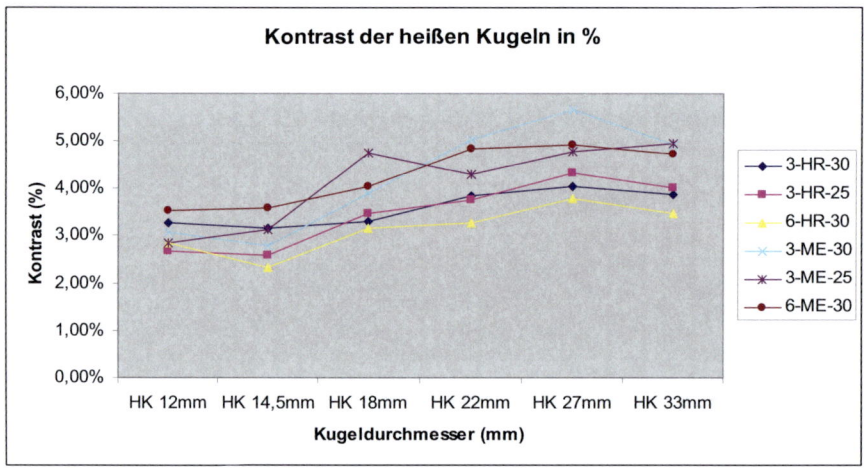

Abbildung 36: „Einfluss von Winkel, Kollimator und Messzeit auf den Kontrast"

4.2 Quantitative Ergebnisse der Streustrahlenkorrektur

Die Ergebnisse für die Regionen Striatum, Nucleus caudatus und Putamen wurden gemittelt und entsprechend der Korrekturmethode getrennt für alle vier simulierten Patienten in der Tabelle 5 dargestellt.

	Specific Ratio (19,8 kBq/ml)		
	Striatum	N. caudatus	Putamen
TEW - SC	1,24	1,27	1,12
NON - TEW	0,90	0,86	0,89
	Specific Ratio (29,6 kBq/ml)		
	Striatum	N. caudatus	Putamen
TEW - SC	2,54	2,51	2,42
NON - TEW	2,34	2,45	2,13
	Specific Ratio (37,4 kBq/ml)		
	Striatum	N. caudatus	Putamen
TEW - SC	3,26	3,21	3,14
NON - TEW	3,18	3,19	3,00
	Specific Ratio (44,5 kBq/ml)		
	Striatum	N. caudatus	Putamen
TEW - SC	3,61	4,01	3,13
NON - TEW	3,39	3,68	2,95

Tabelle 5: „Spezifische Bindungsrate in Striatum, N.caudatus und Putamen mit / ohne Streustrahlenkorrektur"

Die rechnergestützte Auswertung der spezifisch gebundenen Aktivität im Vergleich zum occipitalen Cortex zeigt, dass die numerische Analyse zu Gunsten der TEW - Streustrahlenkorrektur Methode ausfällt. In Abbildungen 37, 38, 39 und 40 wurden die Ergebnisse der DaTSCAN Analysis am Beispiel eines kranken Patienten (29,6 kBq/ml) abgebildet.

4.2.1 Mit Streustrahlenkorrektur nach TEW - Methode

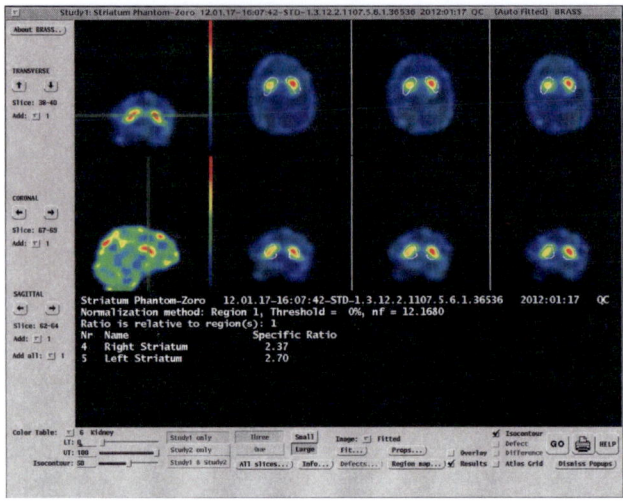

Abbildung 37: „Bestimmung der Specific Ratio in Striatum mit Streustrahlenkorrektur"

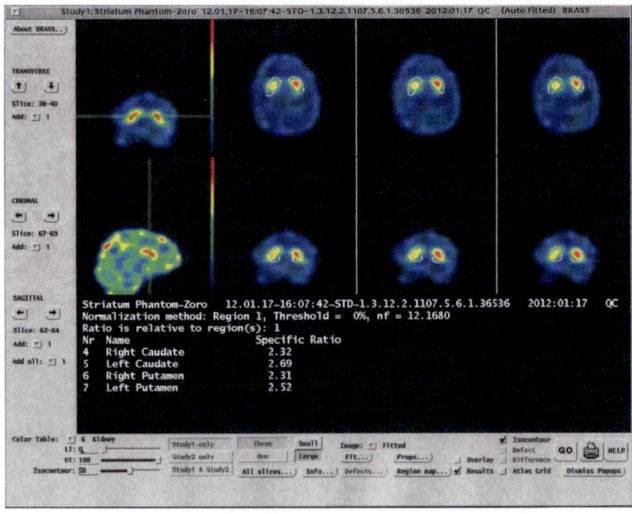

Abbildung 38: „Bestimmung der Specific Ratio in N.caudatus und Putamen mit Streustrahlenkorrektur"

4.2.2 Ohne Streustrahlenkorrektur

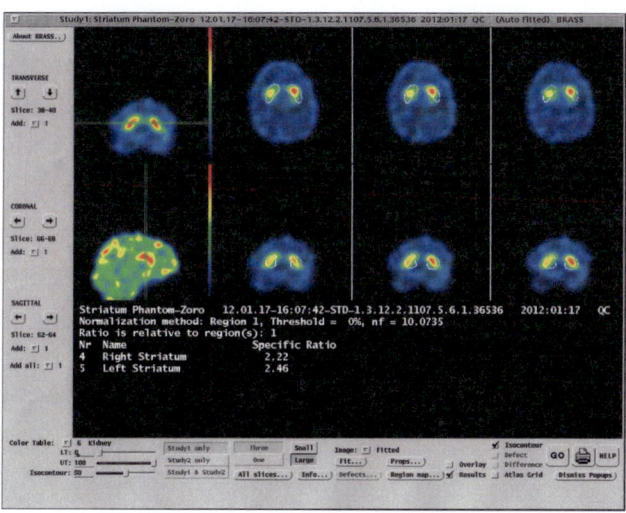

Abbildung 39: „Bestimmung der Specific Ratio in Striatum ohne Streustrahlenkorrektur"

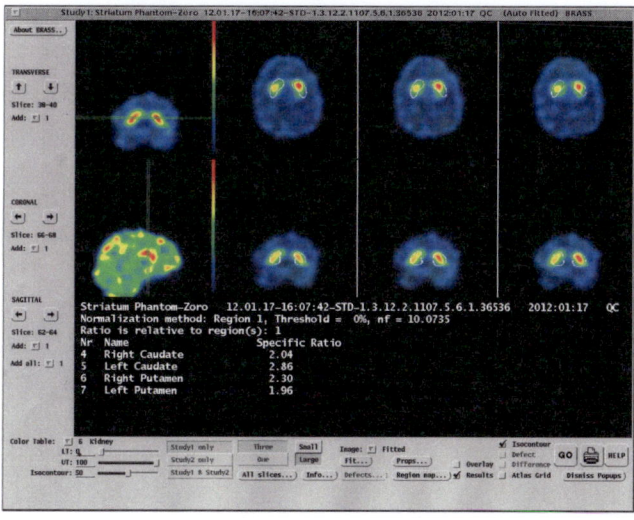

Abbildung 40: „Bestimmung der Specific Ratio in N.caudatus und Putamen ohne Streustrahlenkorrektur"

4.2.3 Visuelle Beurteilung

Insgesamt kann die Qualität der Bilddaten mit gut beurteilt werden. Bei visueller Beurteilung der sowohl streustrahlenkorrigierten als auch nicht streustrahlenkorrigierten Schnitte finden sich beidseits striatal als auch in den Regionen N. caudatus und Putamen deutlich verminderte Aktivitätsanreicherungen. Die streustrahlenkorrigierten Ergebnisse zeigen im direkten Vergleich zu nicht streustrahlenkorrigierten Ergebnissen deutlich höhere Werte der spezifisch gebundenen Aktivität in den VOIs zu Gunsten der TEW - Methode.

4.3 Quantitative Ergebnisse der Schwächungskorrektur

4.3.1 19,8 kBq/ml - sehr kranker Patient

	Specific Ratio (19,8 kBq/ml)		
	Striatum	N.caudatus	Putamen
CT-AC	1,33	1,33	1,27
CHANG-AC	1,65	1,76	1,51
NON-AC	1,20	1,27	1,07

Tabelle 6: „Spezifische Bindung in Striatum, N.caudatus und Putamen nach Schwächungskorrektur (CT, CHANG) bzw. keiner Schwächungskorrektur"

Die gemittelten Werte der spezifischen Bindungsrate im Zielvolumen wurden getrennt für alle Korrekturmethoden bzw. keiner Korrektur in der Tabelle 6 dargestellt. In der Tabelle wurde die verifizierte Aktivitätskonzentration verwendet.

4.3.1.1 Ergebnisse der CT - Schwächungskorrektur

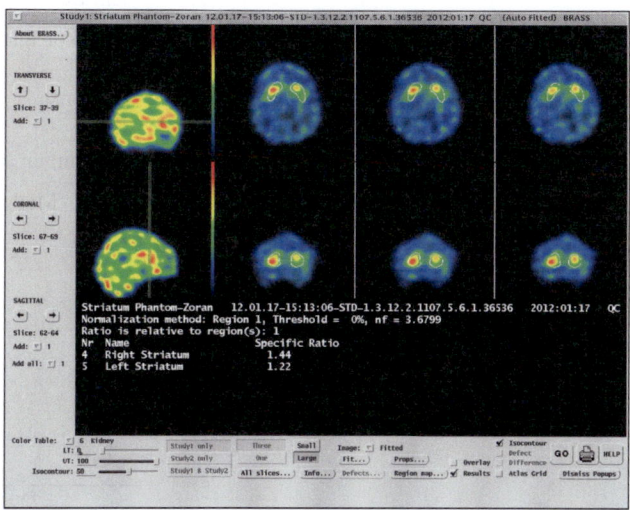

Abbildung 41: „Bestimmung der Specific Ratio in Striatum mit CT - Schwächungskorrektur"

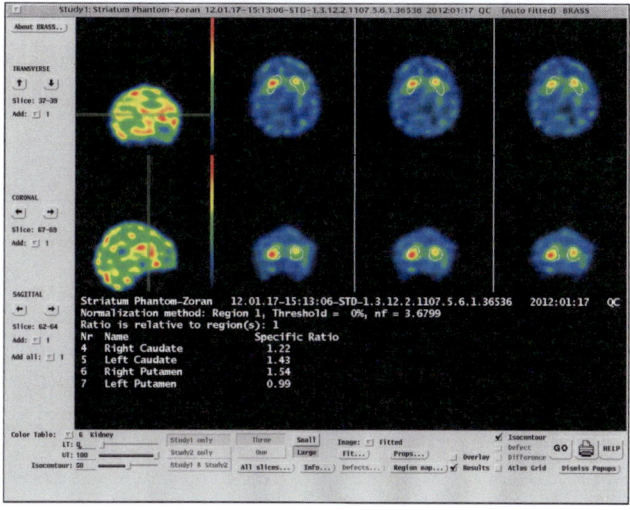

Abbildung 42: „Bestimmung der Specific Ratio in N.caudatus und Putamen mit CT - Schwächungskorrektur"

4.3.1.2 Ergebnisse der Schwächungskorrektur nach CHANG

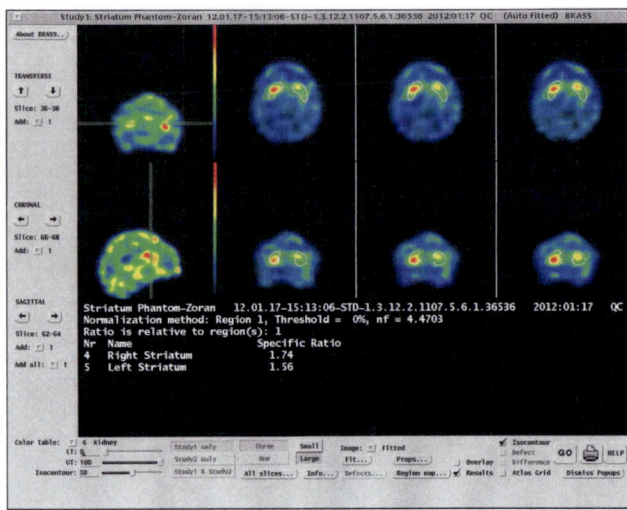

Abbildung 43: „Bestimmung der Specific Ratio in Striatum mit Schwächungskorrektur nach CHANG"

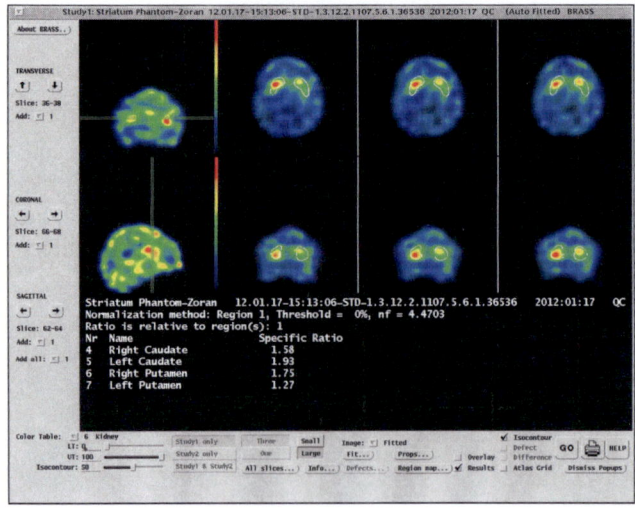

Abbildung 44: „Bestimmung der Specific Ratio in N.caudatus und Putamen mit Schwächungskorrektur nach CHANG"

4.3.1.3 Keine Schwächungskorrektur

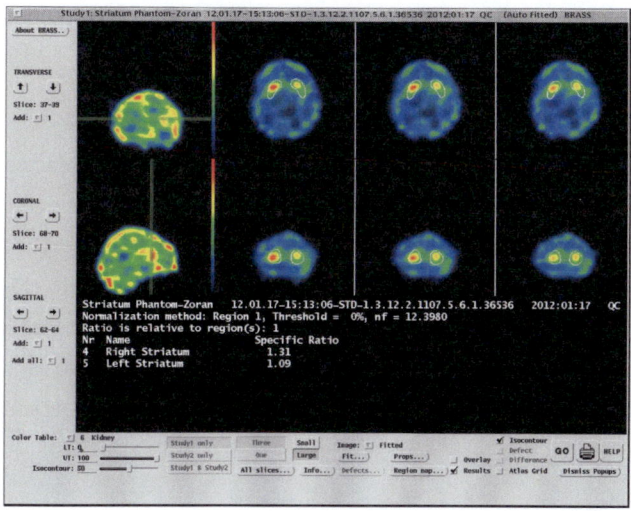

Abbildung 45: „Bestimmung der Specific Ratio in Striatum ohne Schwächungskorrektur"

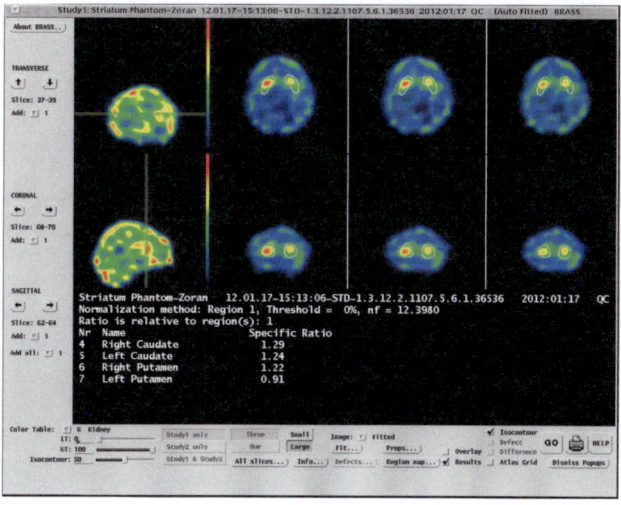

Abbildung 46: „Bestimmung der Specific Ratio in N.caudatus und Putamen ohne Schwächungskorrektur"

4.3.1.4 Visuelle Beurteilung

Alle Ergebnisse zeigen, dass es sich hier offensichtlich um einen sehr kranken Patient handelt. Alle Werte der spezifisch gebundenen Aktivität liegen deutlich unter dem Normalwert (Norm: >2,5). Bei visueller Beurteilung sind die resultierenden Bilddaten qualitativ gut, d.h. das Striatum lässt sich eindeutig vom Hintergrund abgrenzen. Auf Grund der Quantifizierung ist der „Patient" rechtshirnig kränker als linkshirnig. Ohne Korrektur (Abb. 45, 46) bekommt man die niedrigste Ratio. Bildmäßig ist deutlich auch der geringste Kontrast erkennbar, wo in der weißen Substanz gelbe Anteile zur Darstellung kommen, die in korrigierten Bildern nicht zu sehen sind. Der Kontrast bei mathematischer Korrekturmethode nach CHANG (Abb. 43, 44) ist größer als bei der CT - Schwächungskorrektur (Abb. 41, 42), wie es deutlich in der Tabelle 6 anhand der Specific Ratio zu erkennen ist. Die mathematische Korrekturmethode nach CHANG macht den Unterschied zwischen spezifischer Bindung im Striatum und unspezifischer Bindung im Rest vom Hirn stärker.

4.3.2 29,6 kBq/ml - eher kranker Patient

	Specific Ratio (29,6 kBq/ml)		
	Striatum	N.caudatus	Putamen
CT-AC	2,60	2,59	2,47
CHANG-AC	2,81	2,81	2,67
NON-AC	2,52	2,47	2,42

Tabelle 7: „Spezifische Bindungsrate für Striatum, N.caudatus und Putamen nach Korrektur (CT, CHANG) und ohne Korrektur"

4.3.2.1 Ergebnisse der CT - Schwächungskorrektur

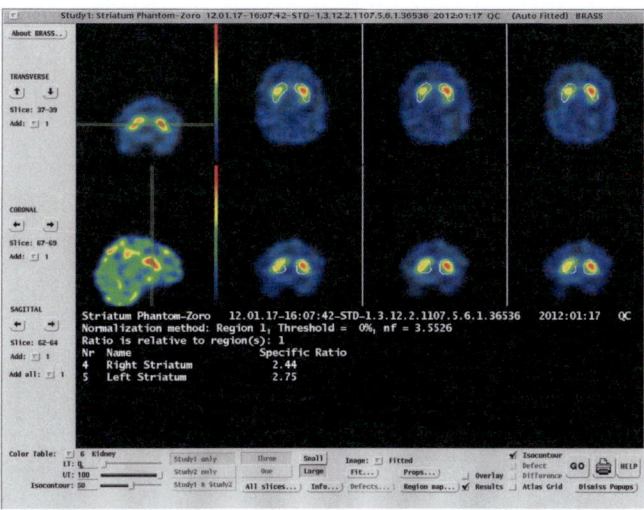

Abbildung 47: „Specific Ratio für Striatum mit CT - Schwächungskorrektur"

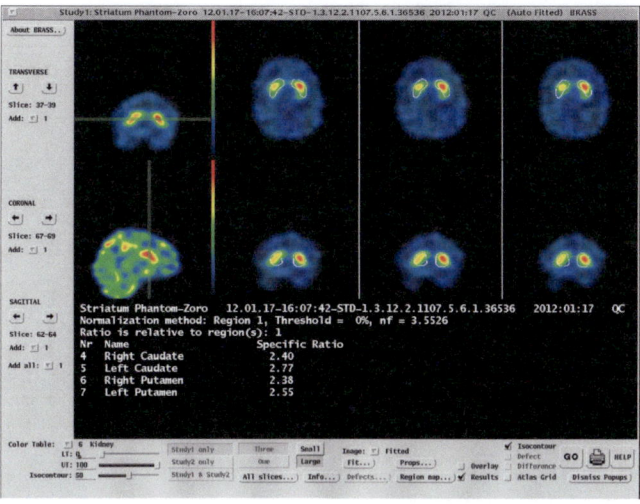

Abbildung 48: „Specific Ratio für N.caudatus und Putamen mit CT - Schwächungskorrektur"

4.3.2.2 Ergebnisse der Schwächungskorrektur nach CHANG

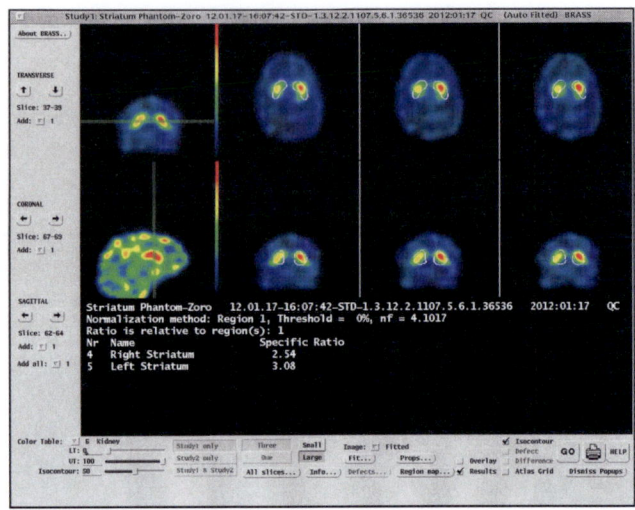

Abbildung 49: „Specific Ratio für Striatum mit Schwächungskorrektur nach CHANG"

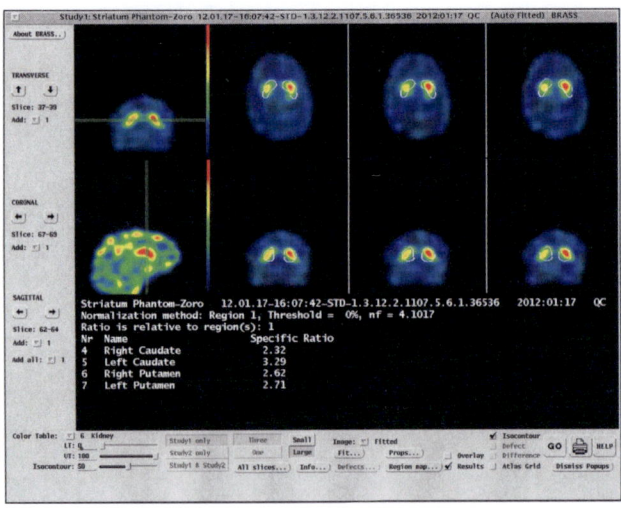

Abbildung 50: „Specific Ratio für N.caudatus und Putamen mit Schwächungskorrektur nach CHANG"

4.3.2.3 Keine Schwächungskorrektur

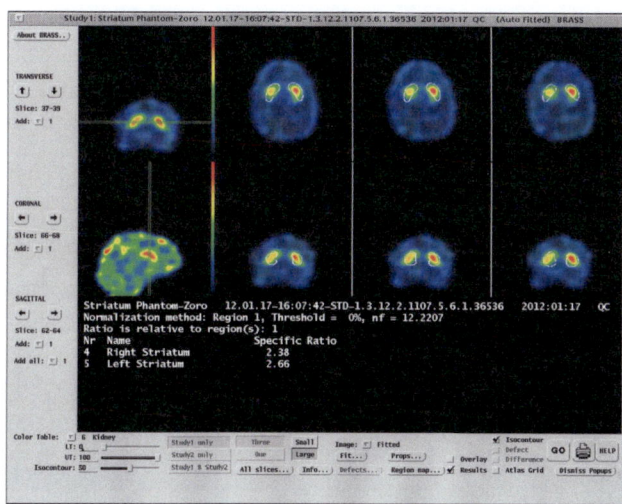

Abbildung 51: „Specific Ratio für Striatum ohne Schwächungskorrektur"

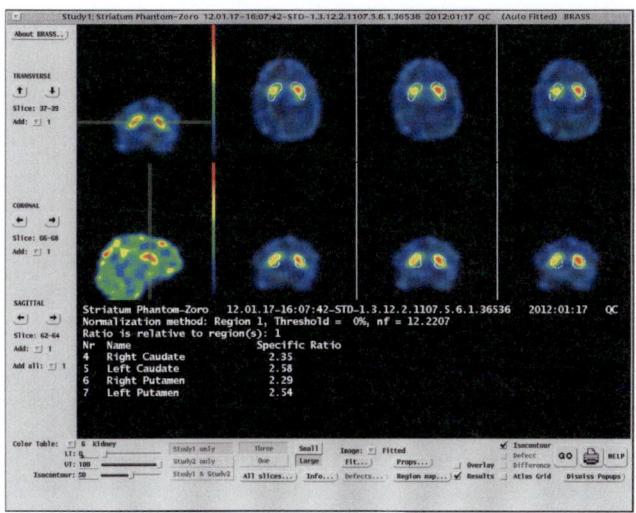

Abbildung 52: „Specific Ratio für N.caudatus und Putamen ohne Schwächungskorrektur"

4.3.2.4 Visuelle Beurteilung

Bei visueller Beurteilung sind die resultierenden Bilddaten qualitativ gut und das Striatum lässt sich vom Hintergrund deutlich abgrenzen. In nur einem Ergebnis - Ausschnitt lässt sich eine verminderte Aktivitätsanreicherung erkennen. Hier kommt dasselbe Phänomen, wie es schon in der vorherigen Beurteilung erwähnt worden ist, zur Darstellung. Nämlich, die mathematische Korrekturmethode nach CHANG (Abb. 49, 50) ist gegenüber der CT - Schwächungskorrektur (Abb. 47, 48) kontrastreicher, klinisch jedoch kann man für beide „Patienten" sagen, dass sie eher noch gesund sind. Ohne Korrektur (Abb. 51, 52) kommen auch hier die niedrigsten Ratios zustande. Klinisch kann man für diesen "Patienten" sagen, dass er nicht ganz gesund ist. Zahlenmäßig scheint die mathematische Schwächungskorrektur nach CHANG stärker heraus zu arbeiten (Tabelle 7).

4.3.3 37,4 kBq/ml - eher gesunder Patient

	Specific Ratio (37,4 kBq/ml)		
	Striatum	N.caudatus	Putamen
CT-AC	3,44	3,53	3,17
CHANG-AC	3,45	3,49	3,19
NON-AC	3,28	3,01	3,27

Tabelle 8: „Spezifische Bindungsrate für Striatum, N.caudatus und Putamen mit Schwächungskorrektur (CT, CHANG) und ohne Korrektur"

4.3.3.1 Ergebnisse der CT - Schwächungskorrektur

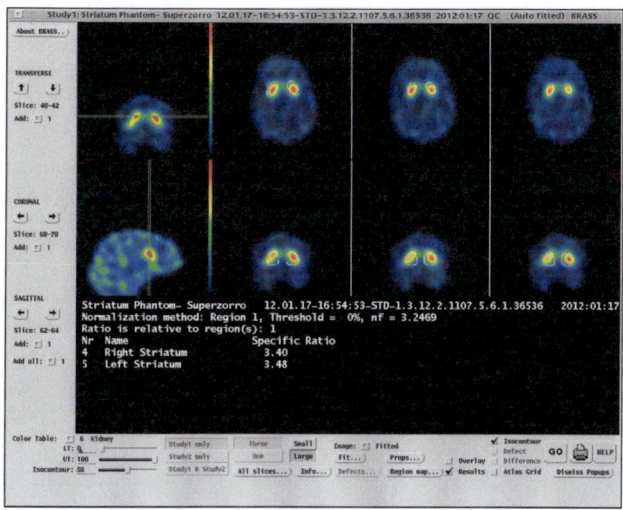

Abbildung 53: „Spezifische Bindungsrate für Striatum mit CT - Schwächungskorrektur"

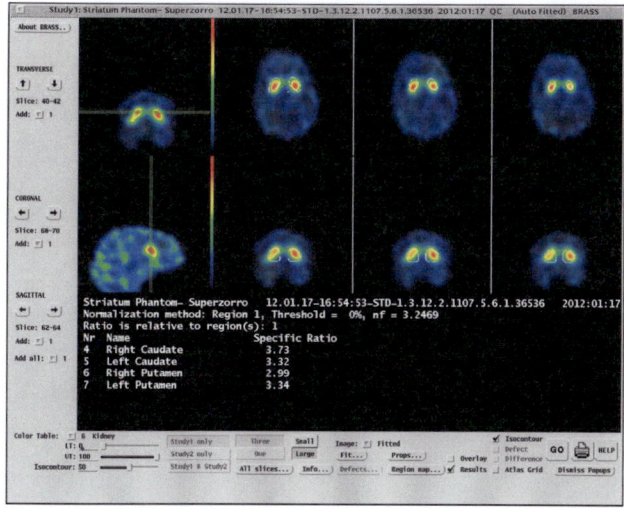

Abbildung 54: „Spezifische Bindungsrate für N.caudatus und Putamen mit CT - Schwächungskorrektur"

4.3.3.2 Ergebnisse der Schwächungskorrektur nach CHANG

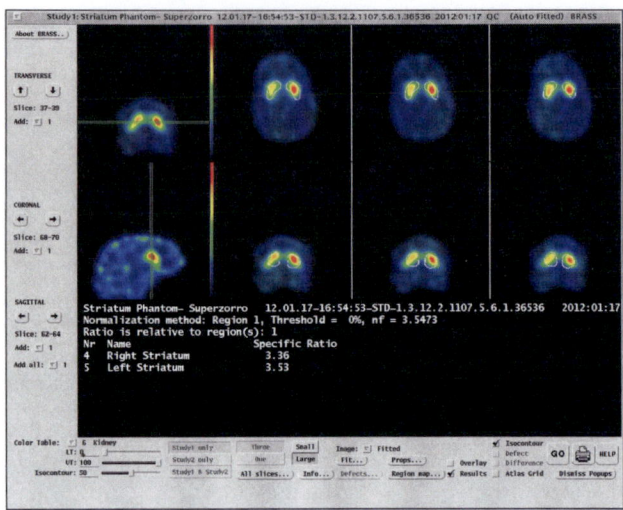

Abbildung 55: „Spezifische Bindungsrate für Striatum mit Schwächungskorrektur nach CHANG"

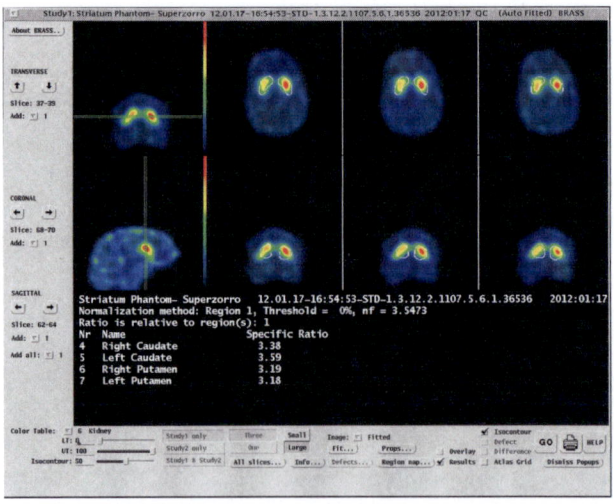

Abbildung 56: „Spezifische Bindungsrate für N.caudatus und Putamen mit Schwächungskorrektur nach CHANG"

4.3.3.3 Keine Schwächungskorrektur

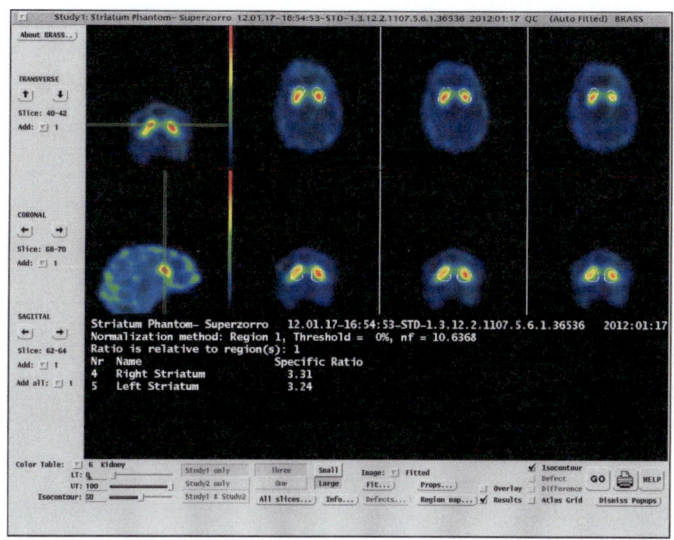

Abbildung 57: „Spezifische Bindungsrate für Striatum ohne Schwächungskorrektur"

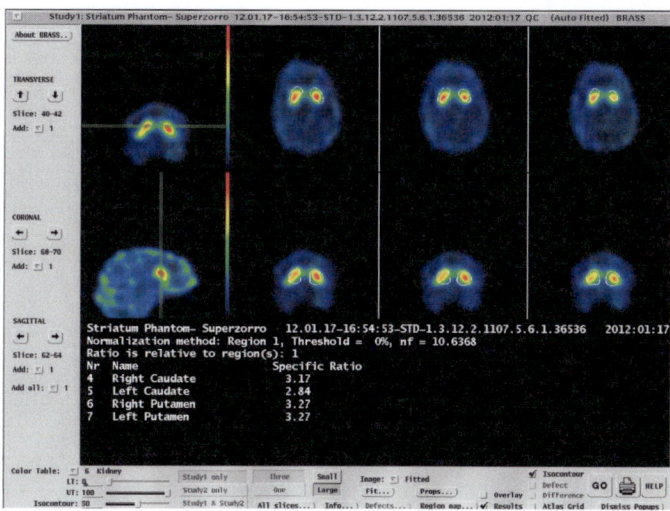

Abbildung 58: „Spezifische Bindungsrate für N.caudatus und Putamen ohne Schwächungskorrektur"

4.3.3.4 Visuelle Beurteilung

Die resultierenden Bilddaten sind qualitativ gut und das Striatum lässt sich deutlich vom Hintergrund abgrenzen. In den schwächungskorrigierten Schnitten (CT, CHANG) lässt sich eine normale Aktivitätsverteilung darstellen. Ohne Korrektur (Abb. 57, 58) kommen wieder die niedrigsten Ratios zur Darstellung. Die mathematische Korrekturmethode nach CHANG (Abb. 55, 56) hat wieder höhere Werte für die spezifische Ratio als die CT - Schwächungskorrekturmethode (Abb. 53, 54). Sowohl mit beiden Schwächungskorrekturmethoden als auch ohne Schwächungskorrektur ist der „Patient" als gesund zu werten. Man kann erkennen, dass bei visueller Betrachtung der Bilddaten zwischen 29,6 kBq/ml und 37,4 kBq/ml kein Unterschied zu sehen ist.

4.3.4 44,5 kBq/ml - sicher gesunder Patient

	Specific Ratio (44,5 kBq/ml)		
	Striatum	N.caudatus	Putamen
CT-AC	3,55	3,92	3,10
CHANG-AC	3,66	4,06	3,17
NON-AC	3,38	3,80	2,86

Tabelle 9: „Spezifische Bindungsrate für Striatum, N.caudatus und Putamen mit Schwächungskorrektur (CT, CHANG) und ohne Schwächungskorrektur"

4.3.4.1 Ergebnisse der CT - Schwächungskorrektur

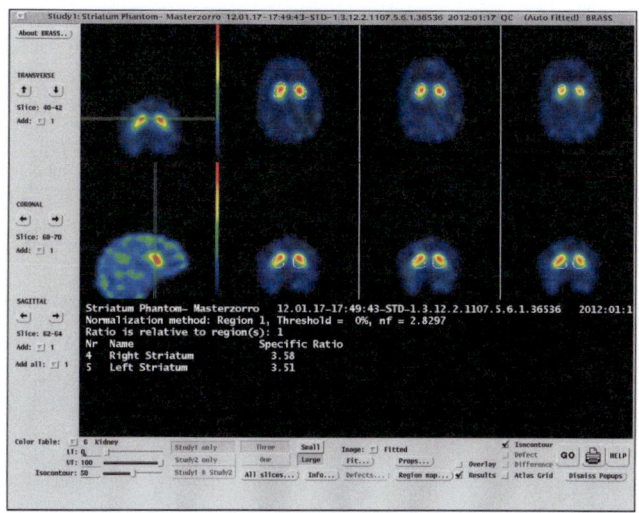

Abbildung 59: „Spezifische Bindungsrate für Striatum mit CT - Schwächungskorrektur"

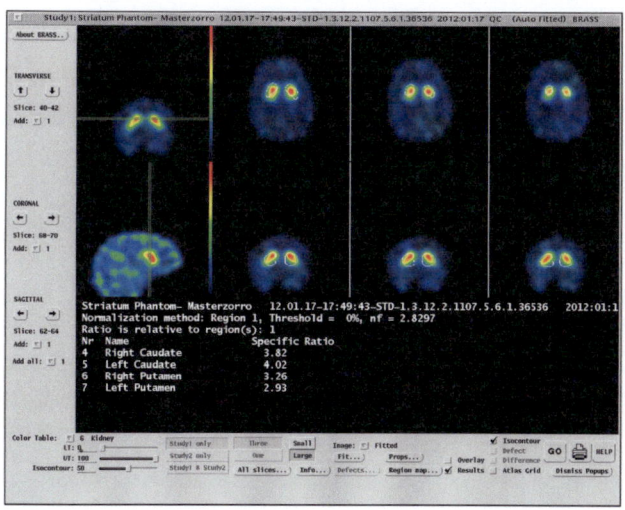

Abbildung 60: „Spezifische Bindungsrate für N.caudatus und Putamen mit CT - Schwächungskorrektur"

4.3.4.2 Ergebnisse der Schwächungskorrektur nach CHANG

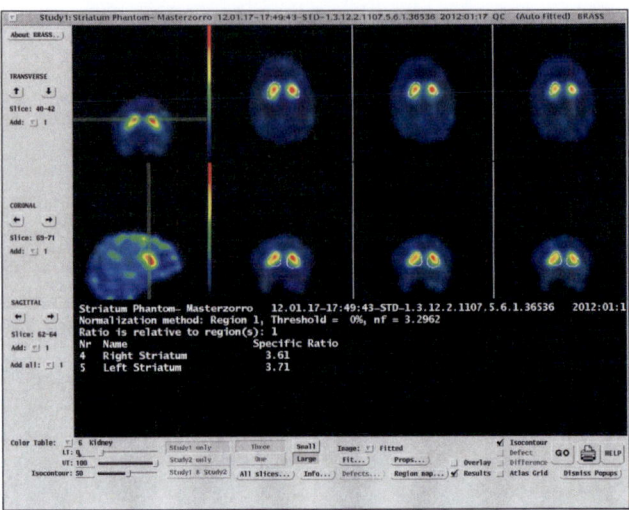

Abbildung 61: „Spezifische Bindungsrate für Striatum mit Schwächungskorrektur nach CHANG"

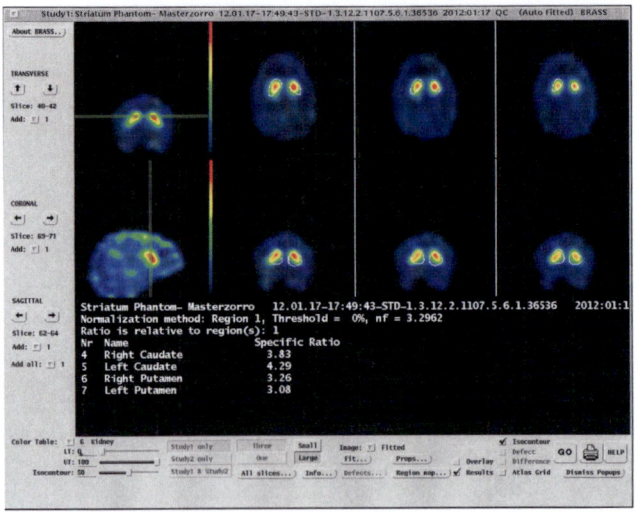

Abbildung 62: „Spezifische Bindungsrate für N.caudatus und Putamen mit Schwächungskorrektur nach CHANG"

4.3.4.3 Keine Schwächungskorrektur

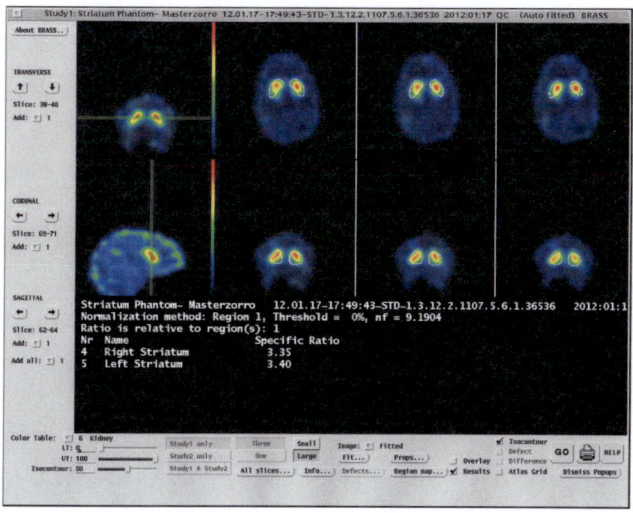

Abbildung 63: „Spezifische Bindungsrate für Striatum ohne Schwächungskorrektur"

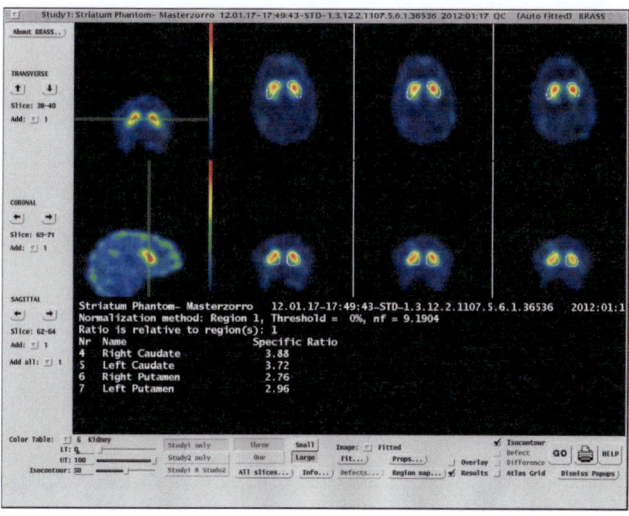

Abbildung 64: „Spezifische Bindungsrate für N.caudatus und Putamen ohne Schwächungskorrektur"

4.3.4.4 Visuelle Beurteilung

Bei visueller Beurteilung der schwächungskorrigierten (CT, CHANG) als auch nicht schwächungskorrigierten Schnitten kommen die Zielvolumina beidseits unauffällig zur Darstellung. Klar und deutlich lässt sich das Striatum vom Hintergrund abgrenzen. Es handelt sich hierbei um einen sicher gesunden, normalkollektiv verdächtigen „Patienten". Ähnliches Korrekturphänomen und etwas höhere Werte der spezifischen Bindungsrate bei mathematischer Schwächungskorrektur nach CHANG (Abb. 61, 62) als gegenüber der CT - Schwächungskorrektur (Abb. 59, 60). Beide Korrekturmethoden besagen, dass der „Patient" eindeutig gesund ist, weil man im Hintergrund die Areale mit mittlerer Impulszahl nicht sehen kann. Man kann klar erkennen, wie deutlich die Areale der höchsten und niedrigsten Impulszahlen heraus kommen (rote / blaue Bereiche). Ohne Korrektur kommen auch hier die niedrigsten spezifischen Ratios zur Darstellung (Abb. 63, 64).

4.3.5 Graphische Darstellung

Die Werte der spezifischen Bindungsrate in Abhängigkeit von der Aktivitätskonzentration lassen sich für die Schwächungskorrektur (CT, CHANG) bzw. ohne Schwächungskorrektur auch in Form eines Diagramms visualisieren (Abb. 65, 66, 67).

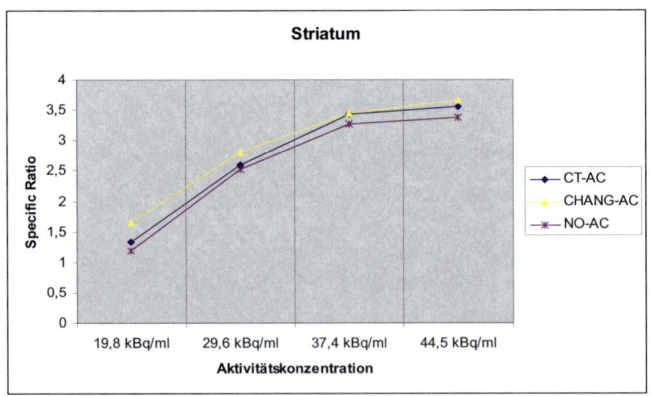

Abbildung 65: „Specific Ratio in Abhängigkeit von der Aktivitätskonzentration für die Region Striatum"

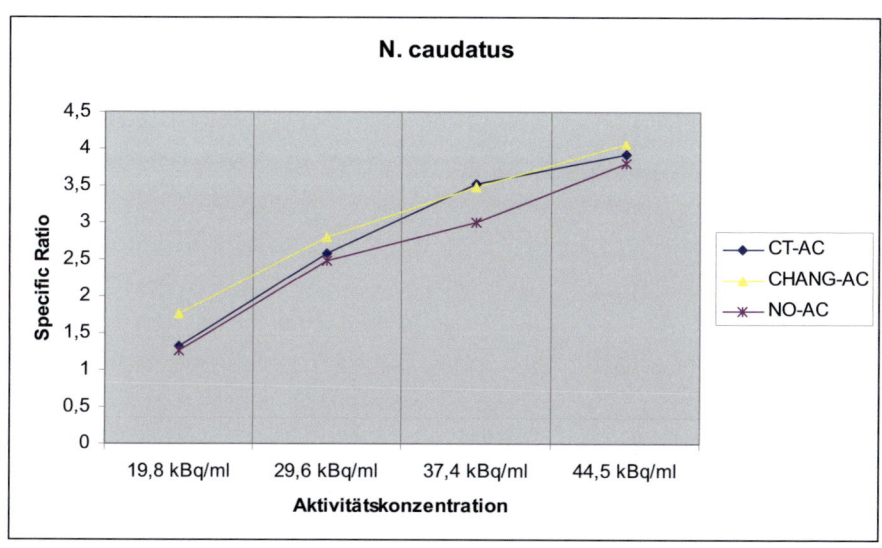

Abbildung 66: „Specific Ratio in Abhängigkeit von der Aktivitätskonzentration für N.caudatus"

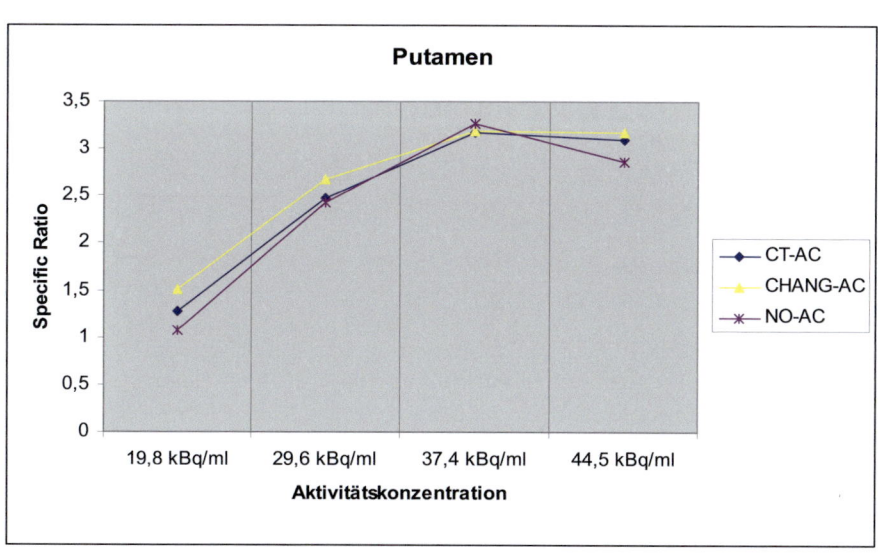

Abbildung 67: „Spezific Ratio in Abhängigkeit von der Aktivitätskonzentration für Putamen"

4.3.6 Korrelation

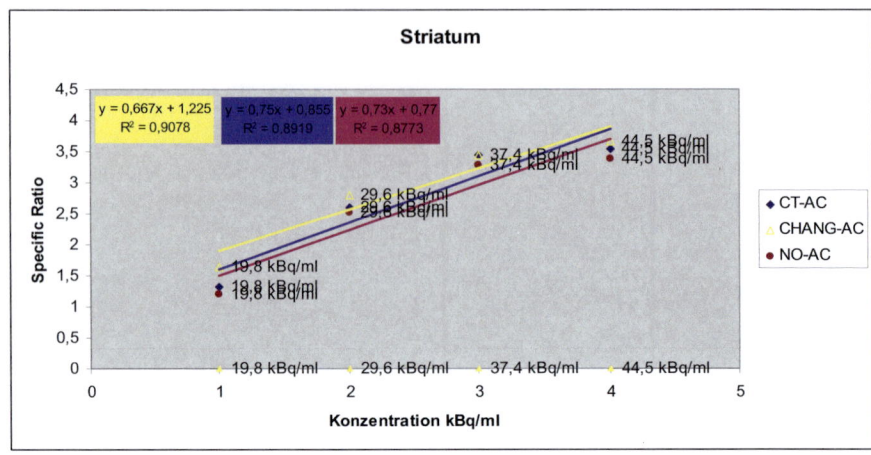

Abbildung 68: „Vergleich der Spezific Ratio mit pathologisch / normaler Aktivitätskonzentration für die Regon Striatum"

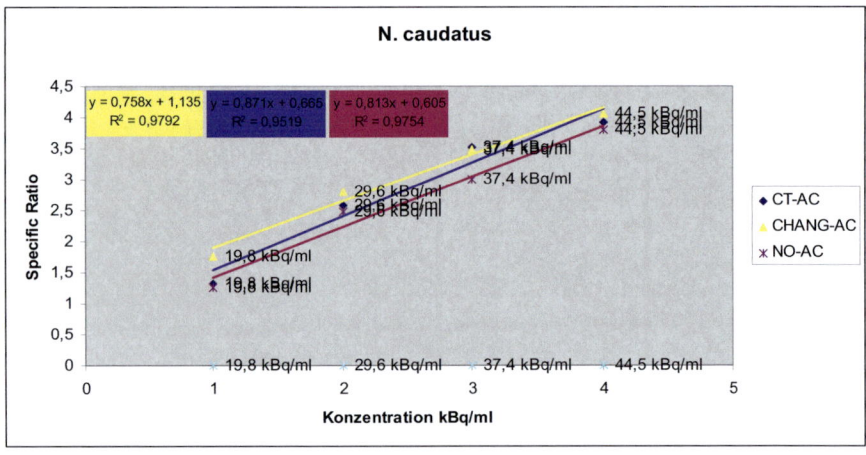

Abbildung 69: „Vergleich der Specific Ratio mit pathologisch / normaler Aktivitätskonzentration für die Region N.caudatus"

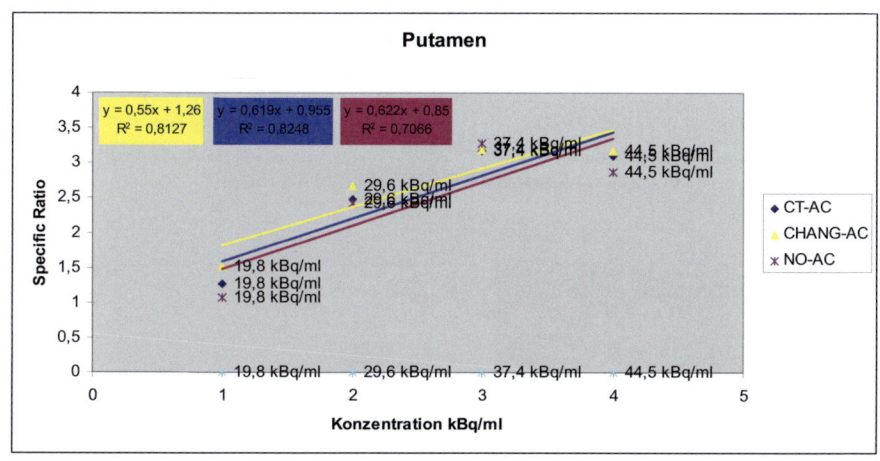

Abbildung 70: „Vergleich der Specific Ration mit pathologisch / normaler Aktivitätskonzentration für die Region Putamen"

Die Regressionsanalyse zum Vergleich der spezifischen Bindungsrate mit pathologischer / normaler Aktivitätskonzentration (Abb. 68, 69, 70) ergab einen Korrelationskoeffizienten von r = 0,953 für die Region Striatum, einen Korrelationskoeffizienten von r = 0,989 für die Region N.caudatus und einen Korrelationskoeffizienten von r = 0,908 für die Region Putamen. Somit war der Zusammenhang zwischen den Werten der Specific Ratio mit der Aktivitätskonzentration im Striatum Phantom für alle drei Regionen annähernd gleich hoch.

4.4 Quantitative Ergebnisse der Texturanalyse

4.4.1 Statistik erster Ordnung

4.4.1.1 Texturmerkmale für Aktivitätskonzentration 19,8 kBq/ml

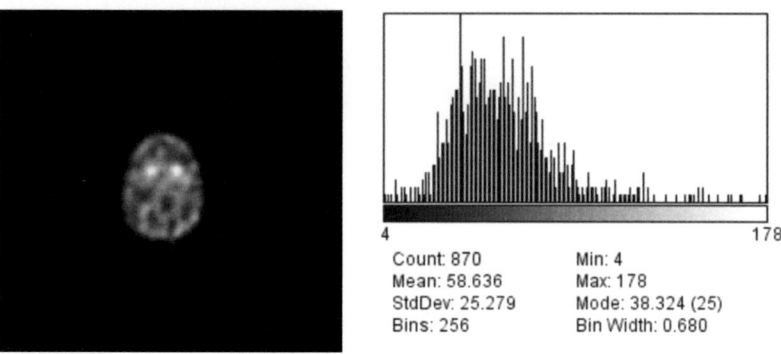

Abbildung 71: „Text Image und das Grauwerthistogramm der CT-Schwächungskorrektur"

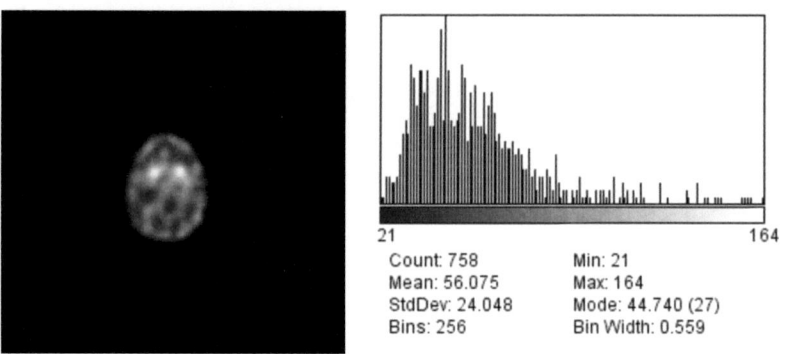

Abbildung 72: „Text Image und das Grauwerthistogramm der Schwächungskorrektur nach CHANG"

4.4.1.2 Texturmerkmale für Aktivitätskonzentration 29,6 kBq/ml

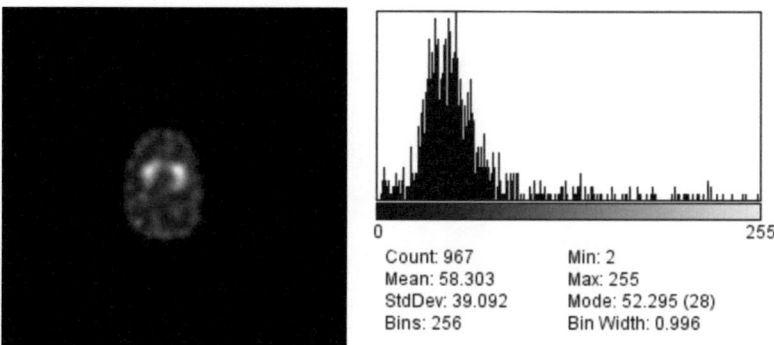

Abbildung 73: „Text Image und das Grauwerthistogramm der CT-Schwächungskorrektur"

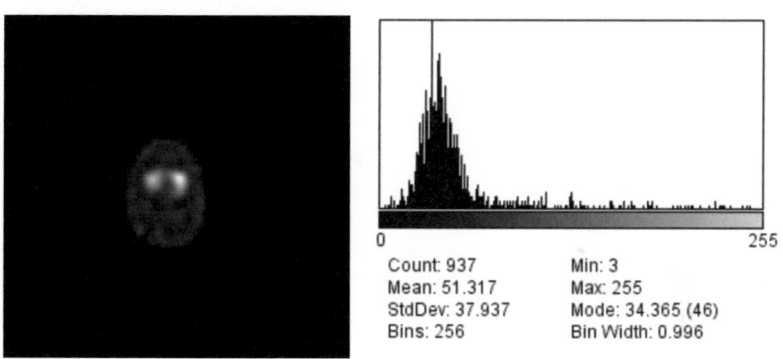

Abbildung 74: „Text Image und das Grauwerthistogramm der Schwächungskorrektur nach CHANG"

4.4.1.3 Texturmerkmale für Aktivitätskonzentration 37,4 kBq/ml

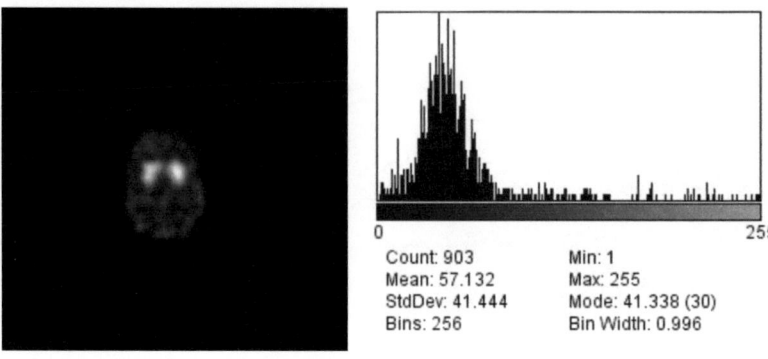

Abbildung 75: „Text Image und das dazugehörende Grauwerthistogramm der CT-Schwächungskorrektur"

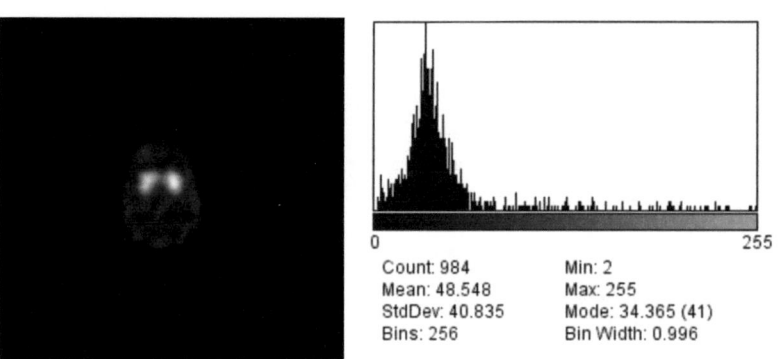

Abbildung 76: „Text Image und das dazugehörende Grauwerthistogramm der Schwächungskorrektur nach CHANG"

4.4.1.4 Texturmerkmale für Aktivitätskonzentration 44,5 kBq/ml

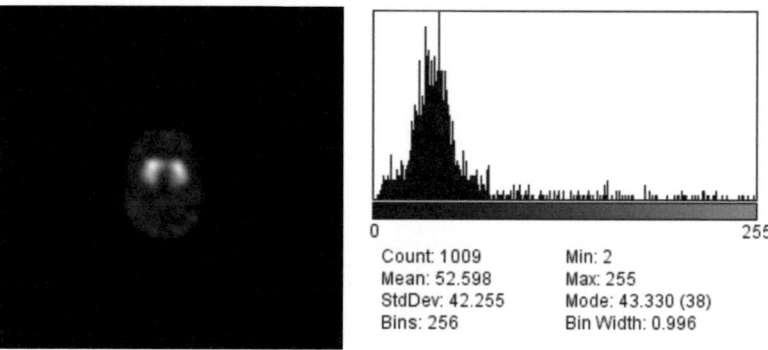

Abbildung 77: „Text Image und das dazugehörende Grauwerthistogramm der CT-Schwächungskorrektur"

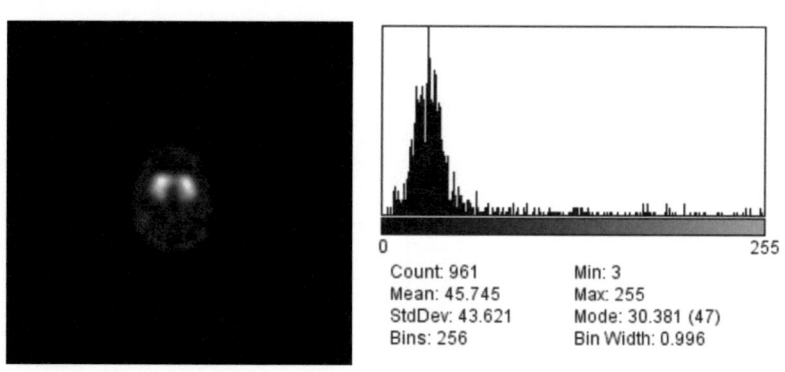

Abbildung 78: „Text Image und das dazugehörende Grauwerthistogramm der Schwächungskorrektur nach CHANG"

4.4.1.5 Beurteilung

Die Texturanalyse errechnete für die Aktivitätskonzentrationen 19,8 kBq/ml (sehr kranker Patient) und 29,6 kBq/ml (eher kranker Patient) eine höhere Anzahl der vorkommenden Grauwerte (Min, Max), einen höheren Graumittelwert (Mean) und einen höheren Wert der lokalen Standardabweichung (StdDev) zu Gunsten der CT - Schwächungskorrekturmethode, wie es deutlich in den Abbildungen 71, 72, 73 und 74 zu sehen ist. In der Aktivitätskonzentration 37,4 kBq/ml (eher gesunder Patient) zeigte die Texturanalyse für die CT - Schwächungskorrekturmethode ebenfalls einen deutlich höheren Graumittelwert, einen höheren Wert der lokalen Standardabweichung und eine höhere Anzahl der vorkommenden Grauwerte als im Vergleich zur Schwächungskorrekturmethode nach CHANG (Abb. 75, 76). Im Vergleich zur mathematischen Schwächungskorrekturmethode nach CHANG, errechnete die Texturanalyse in der Aktivitätskonzentration 44,5 kBq/ml (sicher gesunder Patient) für die CT - Schwächungskorrekturmethode einen kleineren Wert der lokalen Standardabweichung, einen deutlich höheren Graumittelwert und eine höhere Anzahl der vorkommenden Grauwerte (Abb. 77, 78).

4.4.2 Statistik zweiter Ordnung

4.4.2.1 Analyse der Grauwertverhältnisse nach Haralick - 19,8 kBq/ml

CT-AC 19,8 KBQ/ML					
Winkel	ASM	Kontrast	IDM	Entropie	Korrelation
0°	0,002	294,391	0,127	7,075	0,504
45°	0,002	578,856	0,099	7,188	0,462
90°	0,002	257,166	0,127	7,065	0,511
133°	0,002	561,247	0,103	7,163	0,452
MWT.	0,002	422,915	0,114	7,123	0,482

Tabelle 10: „Ergebnisse der Informationsverdichtung für die CT-Schwächungskorrekturmethode"

CHANG-AC 19,8 KBQ/ML					
Winkel	ASM	Kontrast	IDM	Entropie	Korrelation
0°	0,004	232,585	0,133	6,918	0,518
45°	0,004	447,159	0,128	7,037	0,485
90°	0,004	222,783	0,144	6,884	0,519
133°	0,005	431,694	0,133	6,987	0,476
MWT.	0,004	333,555	0,135	6,957	0,500

Tabelle 11: „Ergebnisse der Informationsverdichtung für die Schwächungskorrekturmethode nach CHANG"

4.4.2.2 Analyse der Grauwertverhältnisse nach Haralick - 29,6 kBq/ml

CT-AC 29,6 KBQ/ML					
Winkel	ASM	Kontrast	IDM	Entropie	Korrelation
0°	0,003	171,080	0,186	6,677	0,790
45°	0,002	282,065	0,156	6,844	0.753
90°	0,003	128,760	0,214	6,631	0,816
133°	0,002	276,301	0.161	6,808	0.754
MWT.	0,003	214,552	0,179	6,740	0,778

Tabelle 12: „Ergebnisse der Informationsverdichtung für die CT-Schwächungskorrekturmethode"

CHANG-AC 29,6 KBQ/ML					
Winkel	ASM	Kontrast	IDM	Entropie	Korrelation
0°	0,004	145,147	0,224	6,442	0,837
45°	0,003	246,139	0,179	6,652	0,799
90°	0,004	121,097	0,243	6,421	0,855
133°	0,004	242,810	0,183	6,617	0,800
MWT.	0,004	188,798	0,207	6,533	0.823

Tabelle 13: „Ergebnisse der Informationsverdichtung für die Schwächungskorrekturmethode nach CHANG"

4.4.2.3 Analyse der Grauwertverhältnisse nach Haralick - 37,4 kBq/ml

CT-AC 37,4 KBQ/ML					
Winkel	ASM	Kontrast	IDM	Entropie	Korrelation
0°	0,002	203,171	0,204	6,586	0,654
45°	0,002	327,651	0,184	6,749	0,623
90°	0,002	136,917	0,221	6,550	0,674
133°	0,002	324,294	0,185	6,752	0,624
MWT.	0,002	248,008	0.199	6,659	0,644

Tabelle 14: „Ergebnisse der Informationsverdichtung für die CT-Schwächungskorrekturmethode"

CHANG-AC 37,4 KBQ/ML					
Winkel	ASM	Kontrast	IDM	Entropie	Korrelation
0°	0,004	167,632	0,252	6,315	0,693
45°	0,003	284,784	0,221	6,481	0,661
90°	0,003	129,691	0,268	6,284	0,706
133°	0,003	282,671	0,220	6,475	0,661
MWT.	0,003	216,195	0,240	6,389	0,680

Tabelle 15: „Ergebnisse der Informationsverdichtung für die Schwächungskorrekturmethode nach CHANG"

4.4.2.4 Analyse der Grauwertverhältnisse nach Haralick - 44,5 kBq/ml

CT-AC 44,5 KBQ/ML					
Winkel	ASM	Kontrast	IDM	Entropie	Korrelation
0°	0,003	203,608	0,230	6,336	0,587
45°	0,003	335,401	0,187	6,520	0,561
90°	0,003	157,020	0,262	6,301	0,597
133°	0,003	334,457	0,193	6,477	0,559
MWT.	0,003	257,622	0,218	6,409	0,576

Tabelle 16: „Ergebnisse der Informationsverdichtung für die CT-Schwächungskorrekturmethode"

CHANG-AC 44,5 KBQ/ML					
Winkel	ASM	Kontrast	IDM	Entropie	Korrelation
0°	0,005	172,458	0,298	5,980	0,679
45°	0,004	306,389	0,246	6,195	0,644
90°	0,006	134,132	0,313	5,925	0,690
133°	0,005	305,864	0,251	6,162	0,642
MWT.	0,005	229,711	0,277	6,066	0,664

Tabelle 17: „Ergebnisse der Informationsverdichtung für die Schwächungskorrekturmethode nach CHANG"

4.4.2.5 Beurteilung

Für die Beurteilung wurden die Mittelwerte (MWT) aller fünf Texturmaße herangezogen. Im direkten Vergleich zur Schwächungskorrekturmethode nach CHANG, ergab die Analyse der Grauwertverhältnisse in allen vier Aktivitätskonzentrationen einen höheren Kontrastwert (kontrastreiche, hellere Bilder) zu Gunsten der CT - Schwächungskorrekturmethode, wie es deutlich in den Tabellen 10, 11, 12, 13, 14, 15, 16 und 17 zu sehen ist. Die Analyse der Grauwertverhältnisse ergab zusätzlich einen geringfügig höheren Informationsgehalt (Entropiewert höher = feine Struktur) zu Gunsten der CT - Schwächungskorrekturmethode, wobei man anmerken muss, dass auf Grund der ermittelten Werte und geringfügiger Diskrepanz im Informationsgehalt beide Korrekturmethoden keine Irregularität (Bildfehler) in der Textur erzeugen. Für beide Korrekturmethoden konnten in allen vier Aktivitätskonzentrationen annähernd kleine Werte für Energie („Energy is very orderly") und somit keine Unordnung in der Matrix ermittelt werden. Die CT - Schwächungskorrekturmethode zeigte in der Texturanalyse in allen vier Aktivitätskonzentrationen geringfügig kleinere Werte der lokalen Homogenität (Inverse Difference Moment) und Korrelation (Abhängigkeit der Zeilen und Spalten untereinander). Anhand dieser Werte konnte für beide Korrekturmethoden ermittelt werden, dass sie geringfügig unterschiedliche Matrixeinträge entlang der Hauptdiagonalen und geringfügig unterschiedliche Ähnlichkeiten von Nachbarpixeln aufweisen.

5 Diskussion

Es konnte gezeigt werden, dass durch die sorgfältige Wahl der Aufnahmeparameter, durch die Methode der Streustrahlenkorrektur und speziell durch die Methode der Schwächungskorrektur der Bildeindruck nachhaltig beeinflusst werden kann. Dies ist bei niedriger Zählstatistik besonders bei der Verwendung des mittelenergetischen, Allzweck Kollimators von großer Bedeutung. Hier hat schon die falsche Kollimatorwahl (hochauflösender versus mittelenergetischer) und geringgradige Veränderung der Winkelschritte als auch der Messzeit befundrelevante Auswirkungen. Bezüglich der Wahl der optimalen Streustrahlenkorrekturmethode konnte ermittelt werden, dass anhand der numerischen Analyse die Streustrahlenkorrektur nach TEW - Methode im Vergleich zu keiner Streustrahlenkorrektur deutlich höhere Ratios liefert. Klaren Informationsgewinn lieferte im vorletzten Abschnitt dieser Arbeit die mathematische Schwächungskorrekturmethode nach CHANG. Nicht nur in der visuellen Interpretation, sondern vielmehr in der Quantifizierung konnte ermittelt werden, dass die Korrekturmethode nach CHANG in allen Aktivitätskonzentrationen deutlich höhere Werte der spezifischen Anreicherung aufzeigt. Visuell ergab sich der Eindruck, dass die mathematische Korrekturmethode nach CHANG „schönere" Bilder liefert, obwohl die zentrale Frage nach der Befundrelevanz nicht eindeutig beantwortet werden konnte. Aus diesem Grund wurden die ermittelten Daten zusätzlich einer Texturanalyse und deren Werkzeugen (Statistik erster und zweiter Ordnung) unterzogen, womit klar und deutlich auch die zentrale Frage bezüglich einer Befundrelevanz beantwortet warden konnte.

Die Auswertung der Hohlkugeln mit ImageJ zeigte, dass im Bereich der großen Läsionen (33 mm, 27 mm) die Wahl der Aufnahmeserien 3-ME-30, 3-ME-25 und 6-ME-30 annähernd gute Kontrastierungen (47,09% - 56,57%) ergibt. Im Bereich der mittleren Läsionen (22 mm, 18 mm, 14,5 mm) ergab die Wahl der Aufnahmeserien 3-ME-30 und 3-ME-25 gute Kontrastierungen (47,53% - 50,37%). Im Bereich der kleinen Läsionen (12 mm) ergab die Wahl der Aufnahmeserie 6-ME-30 beste Kontrastierung (35,27%). Da die Basalganglien eine Größe von 7 bis 12 mm aufweisen, bietet sich die Aufnahmeserie 6-ME-30 als bestens geeignete Aufnahmeserie in der Basalgangliendiagnostik an. Hier ist der Gewinn an Kontrast durch engere Abtastung am deutlichsten zu sehen! Auch eine Verkürzung der Aufnahmezeit bei unruhigen Patienten (6-ME-30 auf 3-ME-25) brachte einen Kontrastverlust (von 35,27%% zu 28,31% herab!) zustande. Die Auswertung zeigte eindeutig, dass sich die höhere Zählstatistik des LEHR - Kollimators nicht in einer besseren Kontrastierung manifestierte.

Die Ergebnisse der „Specific Ratio" der Streustrahlenkorrektur nach TEW - Methode liegen höher als die Werte der NON - TEW Korrektur. Auf Grund der visuellen Beurteilung der Bildausdrucke ist die Bildqualität ident. Auf Grund der Quantifizierung hat die Streustrahlenkorrektur nach TEW - Methode deutlich höhere Werte der spezifischen Bindung Striata gegen den Hintergrund, d.h., die Bilder sind kontrastierter nach der Streustrahlenkorrektur.

Auf Grund der DaTSCAN™ Analyse konnte eindeutig bewiesen werden, dass man ohne Schwächungskorrektur die niedrigsten "Specific Ratios" erhält, auch bildmäßig erkennbar kommt ein geringer Kontrast zustande. In der weißen Substanz kommen Areale mittlerer Impulszahlen (gelbe Farbanteile) zustande, die in korrigierten Bildern nicht zu sehen sind. Zusätzlichen Informationsgewinn in der vorliegenden Arbeit stellt die mathematische Schwächungskorrekturmethode nach CHANG dar. In allen Aktivitätskonzentrationen konnte ermittelt werden, dass die Korrekturmethode nach CHANG besser die Striata gegen den Hintergrund kontrastiert! Derzeit wissen wir jedoch noch nicht, ob dies zu einer erhöhten diagnostischen Sicherheit führt, da es auch eine Überkorrektur (konstanter Schwächungskoeffizient?) sein kann, wie wenn wir auf ein Bild einen zu stark schärfenden Filter anwendeten. Anhand einer linearen Regression und der Berechnung des Korrelationskoeffizienten konnte gezeigt werden, dass die vom DaTSCAN™ Auswerteprogramm ausgewertete "Specific Ratio" in einem linearen Zusammenhang mit entsprechend pathologischer / normaler Aktivitätskonzentration im Striatum Phantom steht.

Zentralen Informationsgewinn lieferte die Texturanalyse mit ihren statistischen Operatoren der ersten und zweiten Ordnung. Die Texturanalyse der ersten Ordnung errechnete für die Aktivitätskonzentrationen 19,8 kBq/ml (sehr kranker Patient), 29,6 kBq/ml (eher kranker Patient) und 37,4 kBq/ml (eher gesunder Patient) eine höhere Anzahl der vorkommenden Grauwerte (Min, Max), einen höheren Graumittelwert (Mean) und einen höheren Wert der lokalen Standardabweichung (StdDev) zu Gunsten der CT - Schwächungskorrekturmethode. Lediglich in der Aktivitätskonzentration 44,5 kBq/ml (sicher gesunder Patient) errechnete die Texturanalyse für die CT - Schwächungskorrekturmethode einen kleineren Wert der lokalen Standardabweichung, einen deutlich höheren Graumittelwert und eine höhere

Anzahl der vorkommenden Grauwerte als im Vergleich zur Schwächungskorrekturmethode nach CHANG. Die Analyse der Grauwertverhältnisse (Statistik zweiter Ordnung) errechnete in allen vier Aktivitätskonzentrationen einen höheren Kontrastwert (kontrastreiche, hellere Bilder) zu Gunsten der CT - Schwächungskorrekturmethode als auch einen geringfügig höheren Informationsgehalt (Entropiewert höher = feine Struktur). Für beide Korrekturmethoden konnten in allen vier Aktivitätskonzentrationen annähernd kleine Werte für Energie ermittelt und somit keine Unordnung in der Matrix festgestellt werden. Anhand der ermittelten Werte konnte deutlich festgestellt werden, dass beide Korrekturmethoden geringfügig unterschiedliche Matrixeinträge entlang der Hauptdiagonalen und geringfügig unterschiedliche Ähnlichkeiten von Nachbarpixeln aufweisen, welche aber keine Bildfehler in der Textur verursachen.

6 Zusammenfassung

Gegenstand dieser Arbeit war es, den Einfluss der Aufnahmeparameter (Winkelschritte, Kollimator, Messzeit), Streustrahlenkorrektur (optimale Korrekturmethode) und Schwächungskorrektur (optimale Schwächungskorrekturmethode) an Phantomstudien am Beispiel der ^{123}I DAT Szintigraphie zu ermitteln. Die Phantomstudien wurden mit der in der Abteilung für diagnostische und therapeutische Nuklearmedizin stehenden Symbia T6 akquiriert. Postprozessing erfolgte an der e - soft und Hermes Workstation. Die Studien wurden an der Konsole korrigiert, rekonstruiert, quantifiziert und anschließend mit unkorrigierten Studien unter gleichen Bedingungen verglichen. Die visuelle Beurteilung erfolgte nach den Kriterien der ^{123}I DAT Szintigraphie.

Die Auswertung der Hohlkugeln mit ImageJ ergab für die Aufnahmeserie 6-ME-30 beste Kontrastierung der kleinsten Kugel (12 mm) im Vergleich zu allen anderen Aufnahmeserien. Da die Basalganglien eine Größe von 7 bis 12 mm aufweisen, bietet sich die Aufnahmeserie 6-ME-30 als bestens geeignete Aufnahmeserie im klinischen Einsatz.

Es konnte für die streustrahlenkorrigierte SPECT-Studie am Striatum Phantom eine deutliche Verbesserung der Kontrastierung Striata gegen den Hintergrund erzielt werden. Die Ergebnisse der „Specific Ratio" lagen in allen Aktivitätskonzentrationen deutlich höher bei der streustrahlkorrigierten als im Vergleich zur nicht streustrahlkorrigierten Studie. Daher ist es empfehlenswert, in der klinischen Routine der Basalgangliendiagnostik die TEW - Methode der Streustrahlenkorrektur anzuwenden.

Auf Grund der vorliegenden Ergebnisse zeigte sich, dass keine Schwächungskorrektur die niedrigsten Werte der Specific Ratio ergibt. Auch visuell war ein schlechter Kontrast erkennbar (gelbe Farbanteile in der weißen Substanz). Deutliches Ergebnis lieferte die mathematische Schwächungskorrektur nach CHANG, wo in allen Aktivitätskonzentrationen die Ergebnisse der Specific Ratio deutlich höher lagen als im Vergleich zur CT - Schwächungskorrektur. Dieses Resultat könnte auch unser höherer Schwächungskoeffizient (Schwächungskoeffizient: 0,15 cm^{-1}) als der in der EANM Guideline angegebene bewirkt haben. Anhand der Steigung der Regressionsgeraden, die als Maß für die Güte der Wahl der Aufnahmeparameter und als Maß für die Güte der Korrekturen herangezogen wurde, konnte gezeigt werden, dass eine große Treffsicherheit in der Differentialdiagnostik pathologisch / normale Aktivitätsanreicherung entsprechend pathologischer / normaler Aktivitätskonzentration der Dopamin - Rezeptoren möglich ist.

Zentralen Informationsgewinn lieferte abschließend die Texturanalyse mit ihren Werkzeugen der ersten und zweiten Ordnung (Texturmerkmale, Grauwertübergangsmatrix). Sowohl die Analyse der Texturmerkmale als auch die Analyse der Grauwertverhältnisse konnte beweisen, dass die individuelle low dose CT - Schwächungskorrektur genauere Korrekturwerte und kontrastreichere Bilder liefert, als die bisher in der Routinediagnostik der Basalganglien angewendete Schwächungskorrekturmethode nach CHANG. Daher ist es im klinischen Einsatz empfehlenswert, die individuelle low dose CT - Schwächungskorrekturmethode anzuwenden.

Anhang

Vorbereitung des Jaszczak Phantoms

20.12.2011 14:46

Ansatz für Hohlkugeln

1) Aktivimeter Leerwert

StAw: 286,67 = 1,59%
D1 Standort: Appl.Diagn.
Isotop: I-123
20.12.2011 14:49:55
Mittelwert: 18,1 kBq

2) Aktivimeter Volle Spritze

StAw: 19.230,62 = 0,20%
D1 Standort: Appl.Diagn.
Isotop: I-123
20.12.2011 14:52:19
Mittelwert: 9.553,4 kBq

3) Aktivimeter Leere Spritze

StAw: 1.775,24 = 0,73%
D1 Standort: Appl.Diagn.
Isotop: I-123
20.12.2011 14:53:41
Mittelwert: 242,4 kBq

4) Erreichte Aktivitätskonzentration der Hohlkugeln

StAw: 534,65 = 1,06%
D1 Standort: Appl.Diagn.
Isotop: I-123
20.12.2011 14:56:45
Mittelwert: 50,3 kBq

$50,3\ kBq - 18,1\ kBq$ (Leerwert)
$= \underline{32,2\ kBq}$ (Ziel war 30 kBq/ml)

Ansatz für die Hintergrundaktivität des Phantoms

1) Aktivimeter Leerwert

StAw: 994,86 = 5,61%
D1 Standort: Appl.Diagn.
Isotop: I-123
20.12.2011 15:32:25
Mittelwert: 17,7 kBq

2) Aktivimeter Volle Spritze

StAw: 280.371,89 = 0,63%
D1 Standort: Appl.Diagn.
Isotop: I-123
20.12.2011 15:33:21
Mittelwert: 44.572,5 kBq

3) Aktivimeter Leere Spritze

StAw: 1.906,27 = 0,99%
D1 Standort: Appl.Diagn.
Isotop: I-123
20.12.2011 15:36:15
Mittelwert: 192,1 kBq

Ziel: 5 kBq/ml

Verifizierung mittels Gamma Spectrum Analysis (Hohlkugeln)

```
***************************************************************
*****           G A M M A   S P E C T R U M   A N A L Y S I S        *****
***************************************************************

Filename: RGE

Report Generated On         : 21.12.2011 18:44:42

Sample Title                : Messung ZORAN
Spectrum Description        :
Sample Identification       : 2011-12-21 02    Kugeln
Sample Type                 :
Sample Geometry             :

Peak Locate Threshold            : 3.00
Peak Locate Range (in channels)  : 50 -  4000
Peak Area Range  (in channels)   : 50 -  4000
Identification Energy Tolerance  : 2.000 keV

Sample Size                 : 1.000E+000 Unit

Sample Taken On             :
Acquisition Started         : 21.12.2011 18:14:34

Live Time                   :        200.0 seconds
Real Time                   :        206.4 seconds

Dead Time                   :   3.08 %

           Energy Calibration Used Done On     : 12.12.1996
           Efficiency Calibration Used Done On : 08.07.2003
           Efficiency ID                       : Tube

Interference Corrected Activity Report    21.12.2011 18:45:09    Page 1

***************************************************************
*****      N U C L I D E   I D E N T I F I C A T I O N   R E P O R T      *****
***************************************************************

     Sample Title:           Messung ZORAN
     Nuclide Library Used:   C:\GENIE2K\CAMFILES\MESSUNG.NLB

     .................        IDENTIFIED NUCLIDES       .................

     Nuclide    Id        Energy    Yield      Activity       Activity
     Name    Confidence   (keV)      (%)      (kBq/Unit)    Uncertainty

     I-123     0.138      27.20     25.10
                          27.47     46.80
                          31.00     12.40
                          31.70      2.70
                         158.99*    83.30     8.27274E+000   5.81420E-001
                         346.34*     0.13     4.95579E+000   1.22902E+000
                         439.99*     0.43     5.85093E+000   6.33164E-001
                         505.33*     0.32     6.31135E+000   1.35614E+000
                         528.95*     1.39     5.39536E+000   7.03599E-001
                         538.52*     0.38     5.56139E+000   1.37948E+000

       * = Energy line found in the spectrum.
       @ = Energy line not used for Weighted Mean Activity
       Energy Tolerance :    2.000 keV
       Nuclide confidence index threshold =   0.10
       Errors quoted at  1.000 sigma
```

Verifizierung mittels Gamma Spectrum Analysis (Hintergrund)

```
***************************************************************
*****          G A M M A   S P E C T R U M   A N A L Y S I S           *****
***************************************************************

Filename: C:\GENIE2K\CAMFILES\2011\2011-12-21_01 ZORAN-Jaszczak-Hinterg

Report Generated On         : 21.12.2011 18:47:23

Sample Title                : Messung ZORAN
Spectrum Description        :
Sample Identification       : 2011-12-21 01
Sample Type                 :
Sample Geometry             :

Peak Locate Threshold         :   3.00
Peak Locate Range (in channels) :   50 -   4000
Peak Area Range  (in channels) :   50 -   4000
Identification Energy Tolerance :   1.000 FWHM

Sample Size                 :   1.000E+000 Unit

Sample Taken On             :
Acquisition Started         : 21.12.2011 15:20:50

Live Time                   :        200.0 seconds
Real Time                   :        201.9 seconds

Dead Time                   :    0.95 %

            Energy Calibration Used Done On    : 12.12.1996
            Efficiency Calibration Used Done On : 08.07.2003
            Efficiency ID                       : Tube
```

Bev

erence Corrected Activity Report   21.12.2011 18:47:23   Page 3

```
*********************************************************************
**    N U C L I D E   I D E N T I F I C A T I O N   R E P O R T    *****
*********************************************************************
```

      Sample Title: Messung ZORAN
      Nuclide Library Used: C:\GENIE2K\CAMFILES\MESSUNG.NLB

      ....   IDENTIFIED NUCLIDES   ....

```
Nuclide    Id         Energy    Yield     Activity       Activity
Name       Confidence (keV)     (%)       (kBq/Unit)     Uncertainty

I-123      0.592      27.20     25.10
                      27.47*    46.80     3.01814E+000   1.35799E+000
                      31.00     12.40
                      31.70      2.70
                      158.99*   83.30     2.53292E+000   3.58128E-001
                      346.34     0.13
                      439.99     0.43
                      505.33     0.32
                      528.95*    1.39     1.25715E+000   8.89845E-001
                      538.52     0.38
```

      * = Energy line found in the spectrum.
      @ = Energy line not used for Weighted Mean Activity
      Energy Tolerance :   1.000 FWHM
      Nuclide confidence index threshold =   0.10
      Errors quoted at 2.000 sigma

Auswertung der 3-HR-25 Aufnahmeserie

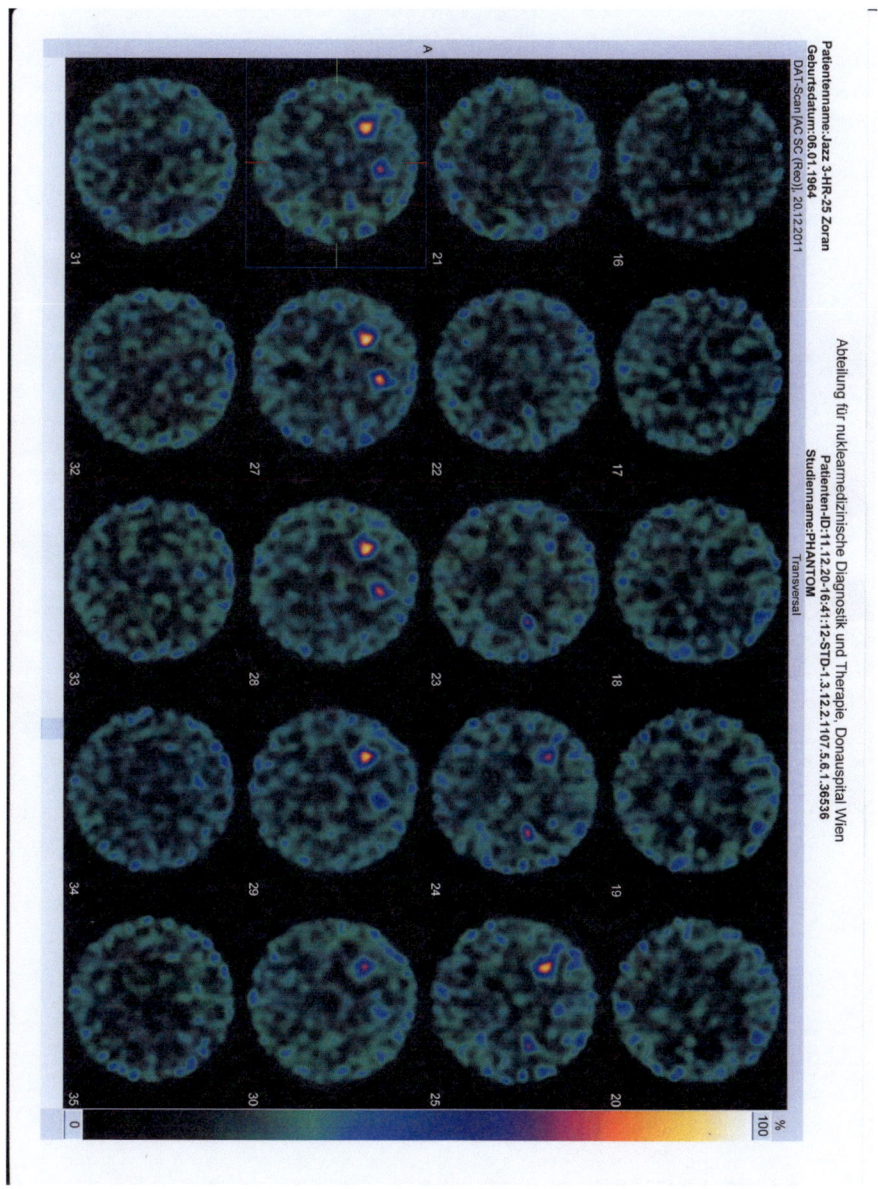

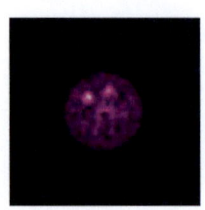

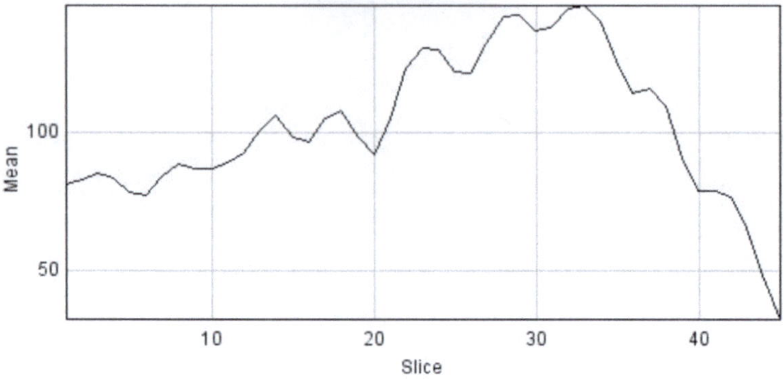

100
50
Mean
10
20
30
40
Slice

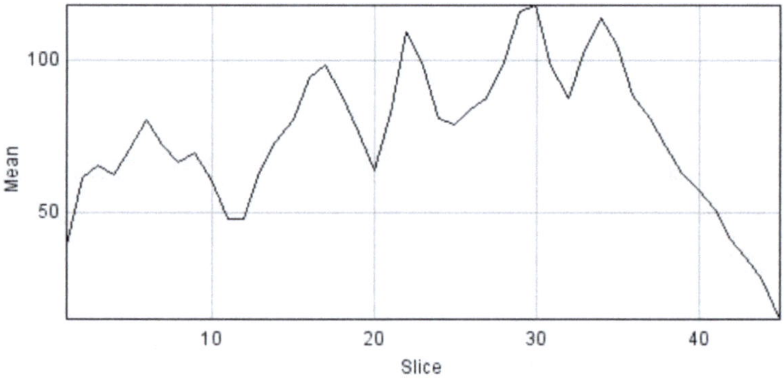

100
50
Mean
10
20
30
40
Slice

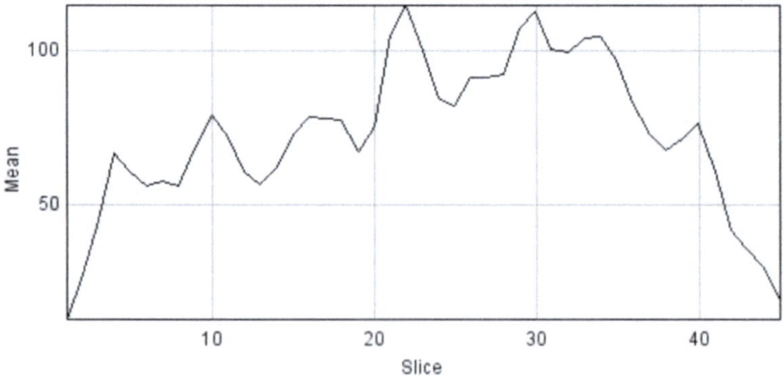

100
50
Mean
10
20
30
40
Slice

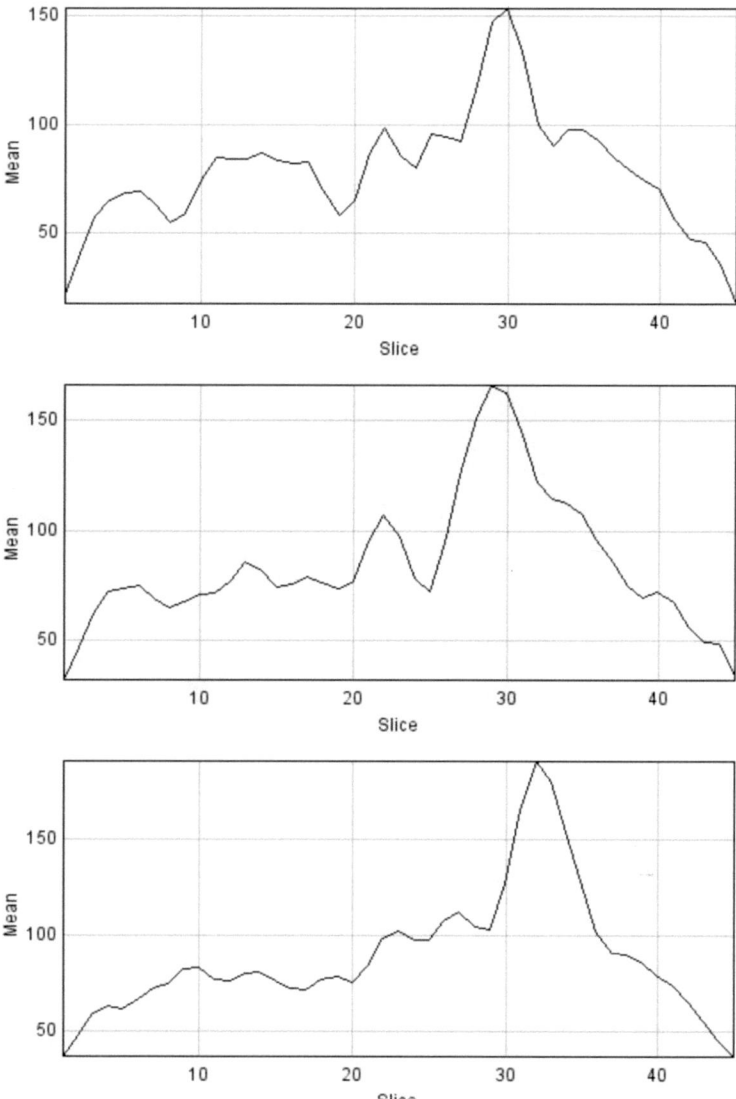

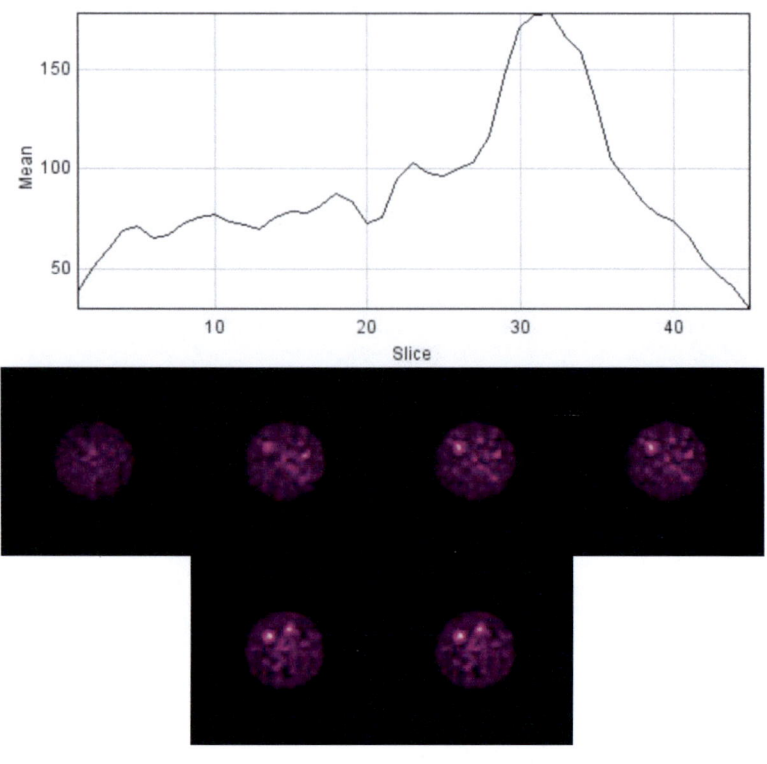

Auswertung der 3-HR-30 Aufnahmeserie

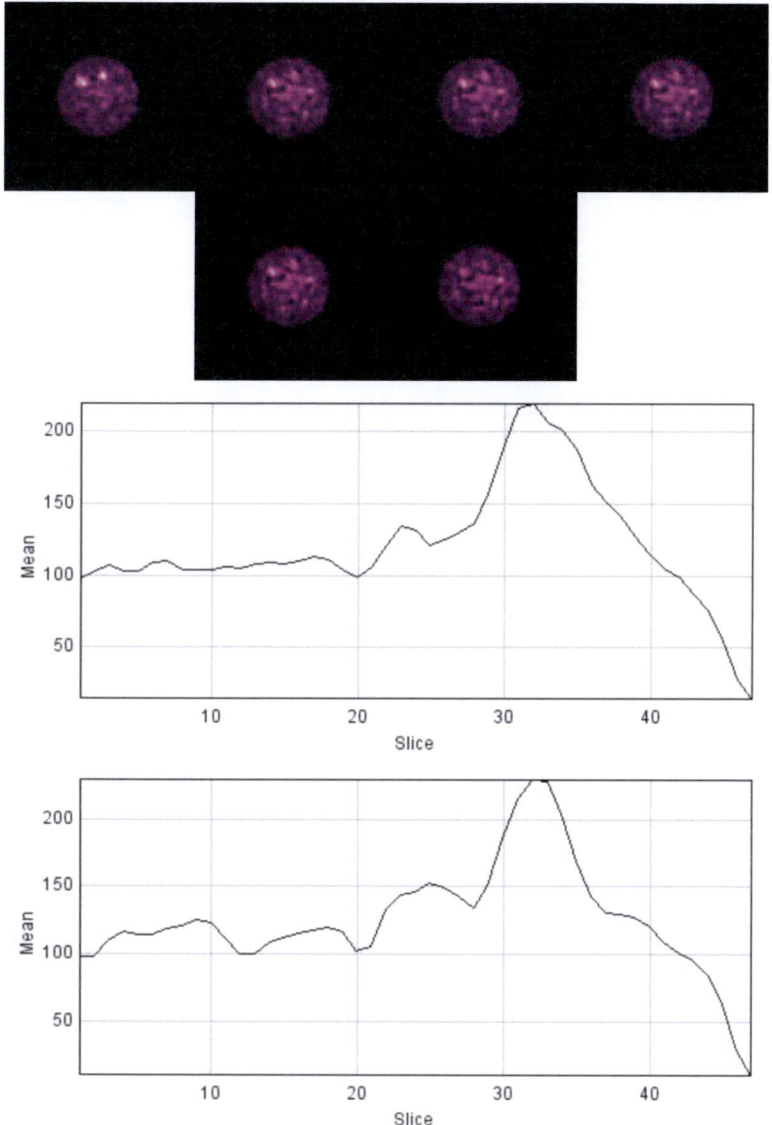

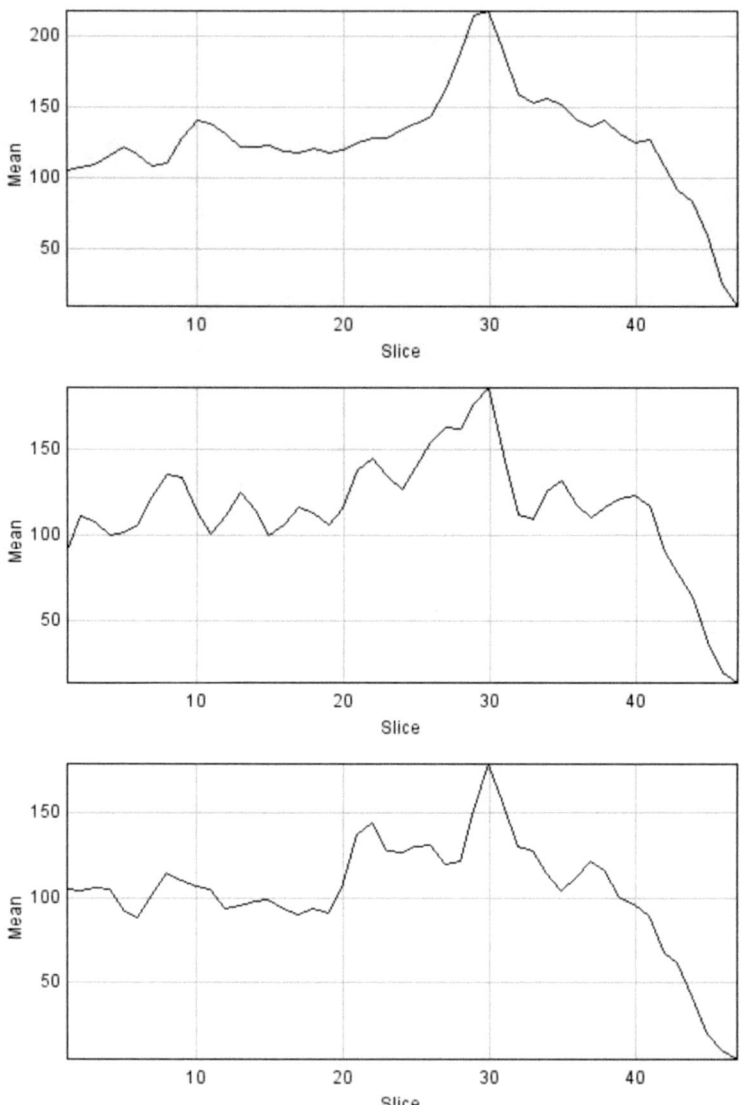

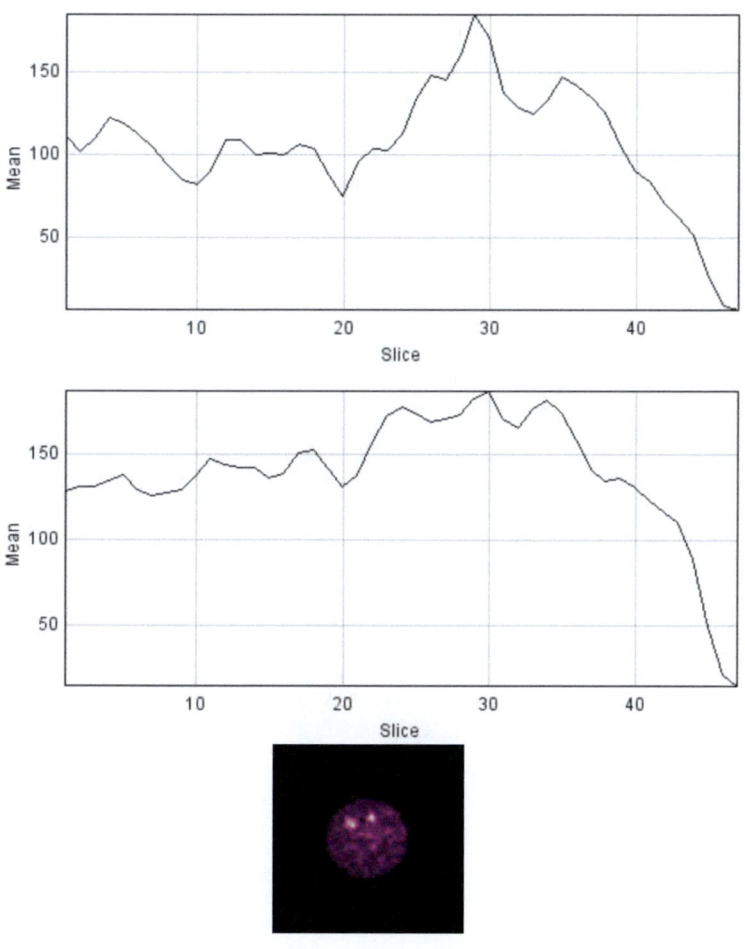

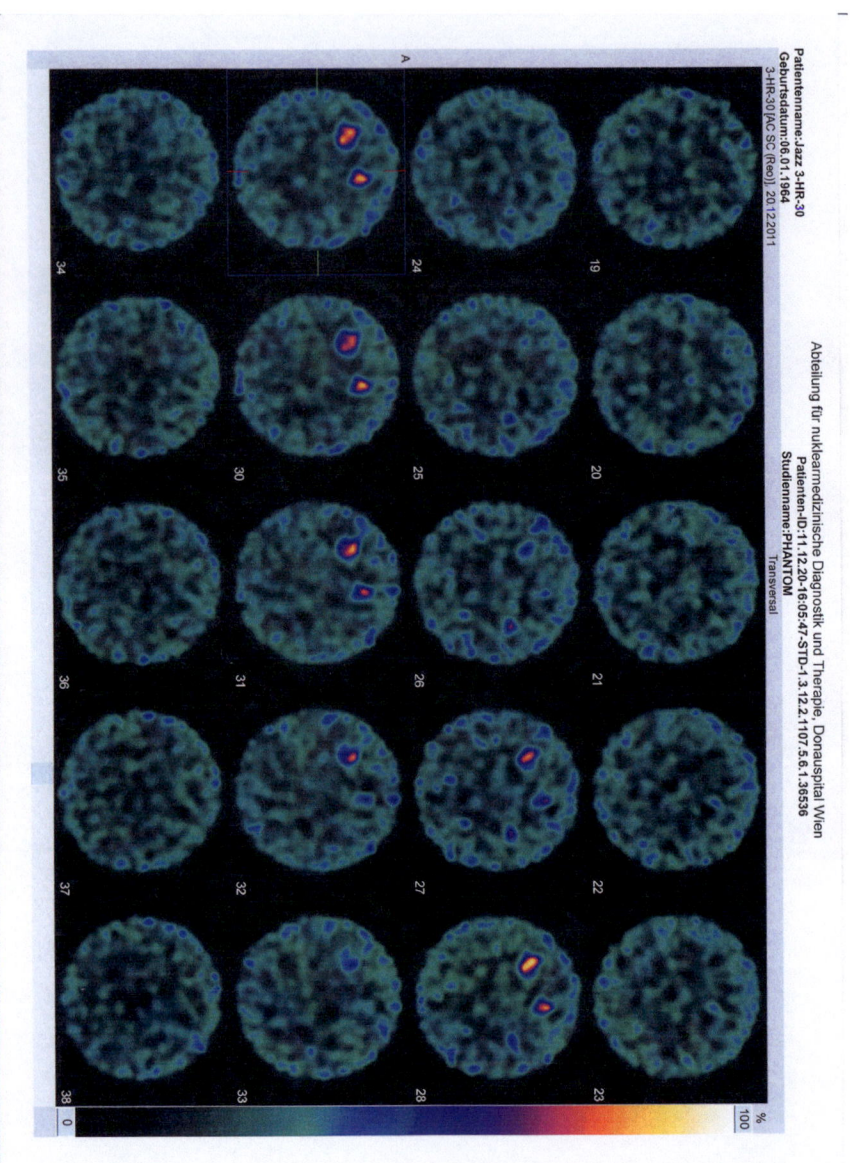

Auswertung der 6-HR-30 Aufnahmeserie

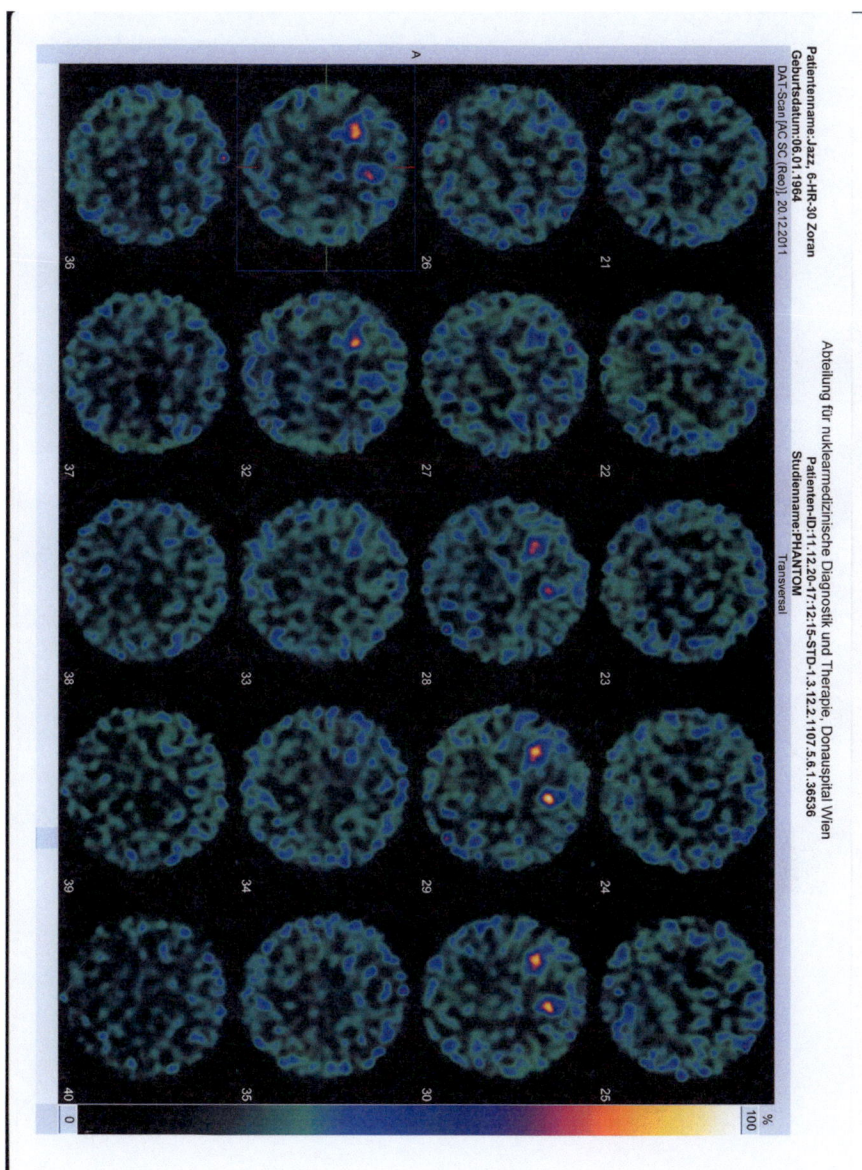

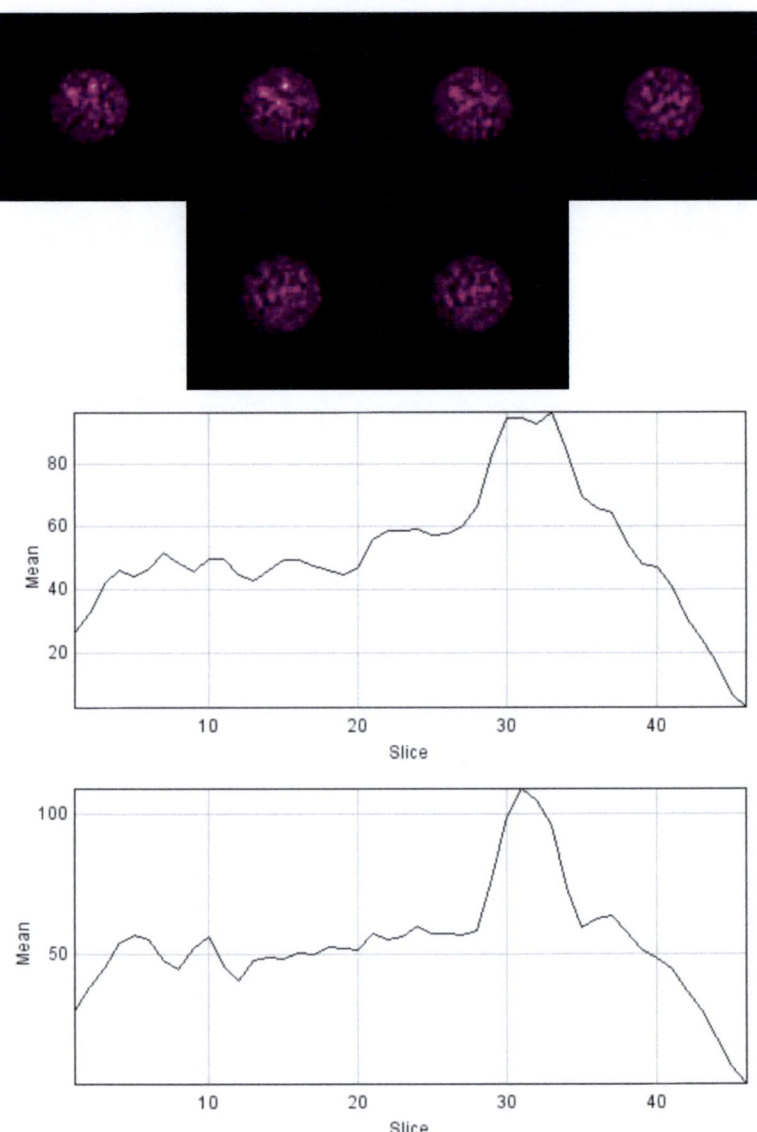

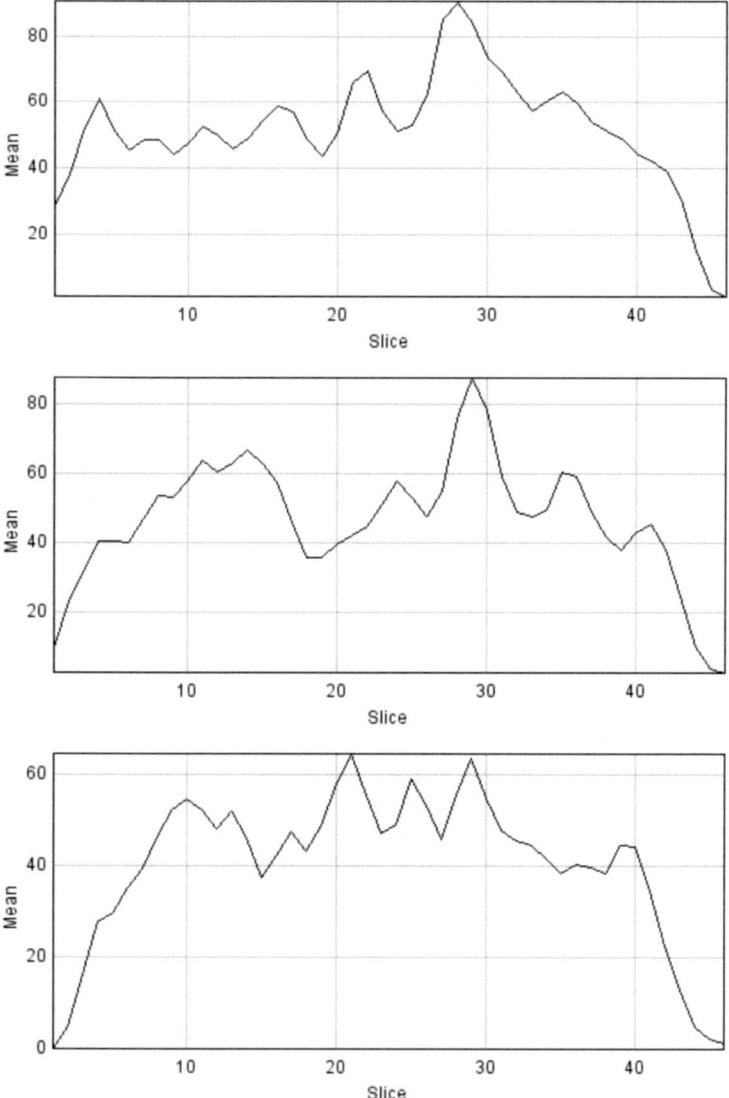

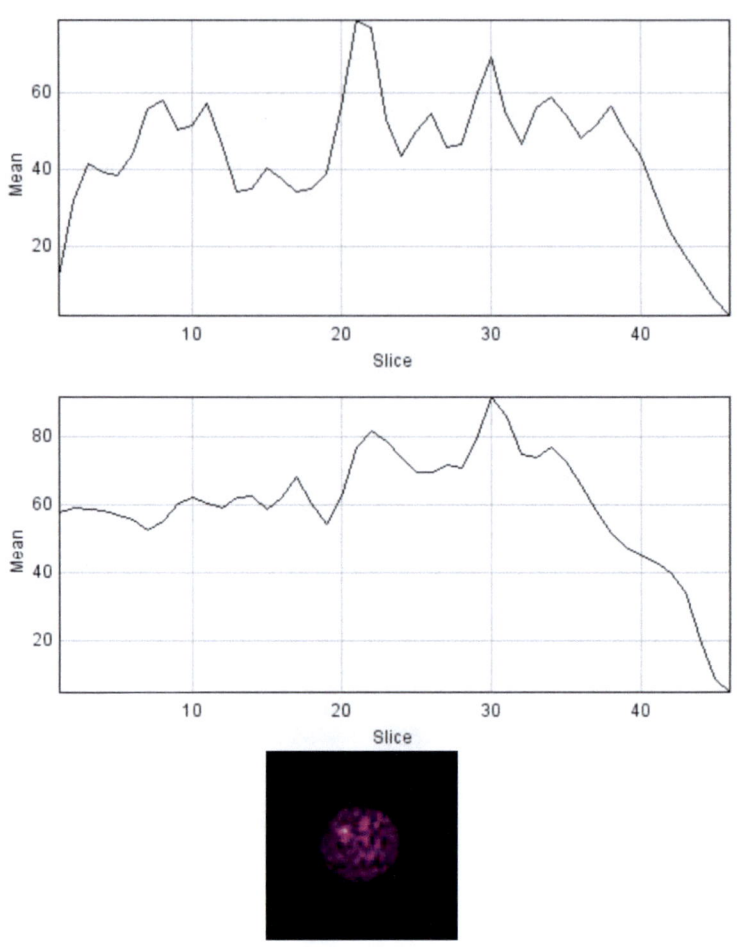

Auswertung der 3-ME-25 Aufnahmeserie

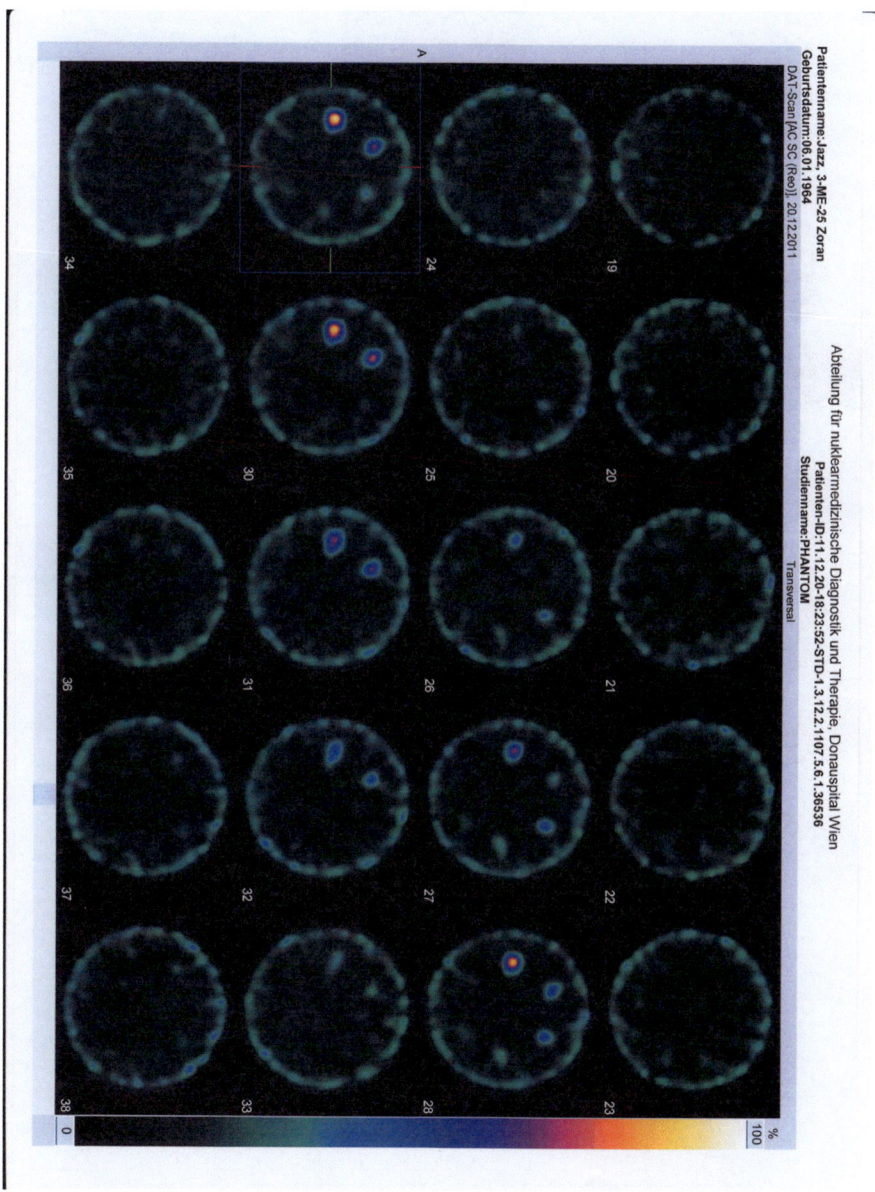

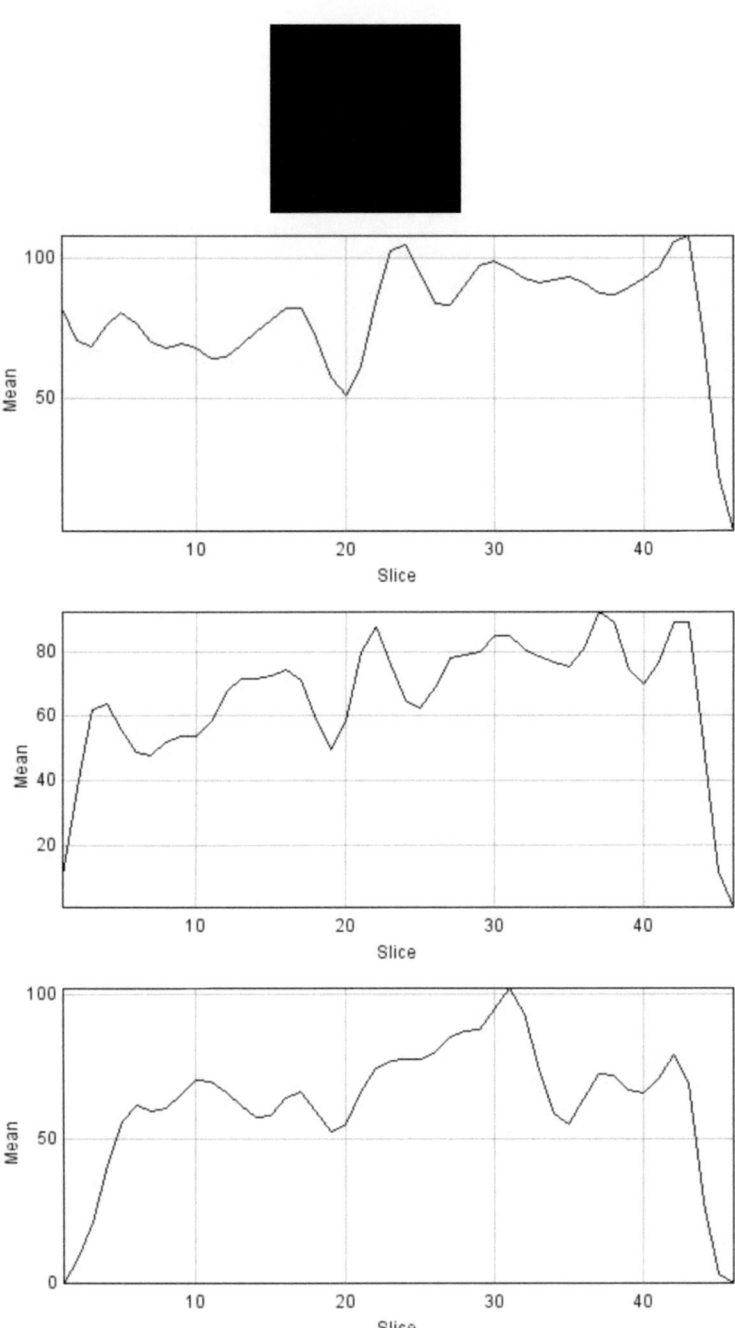

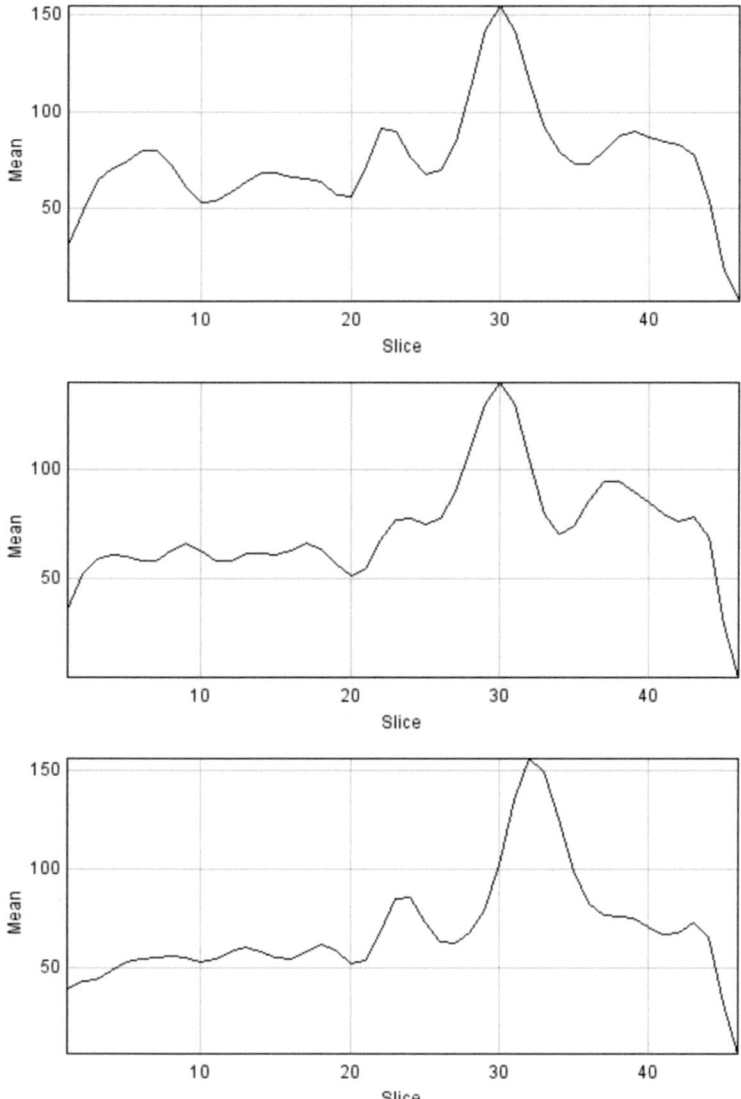

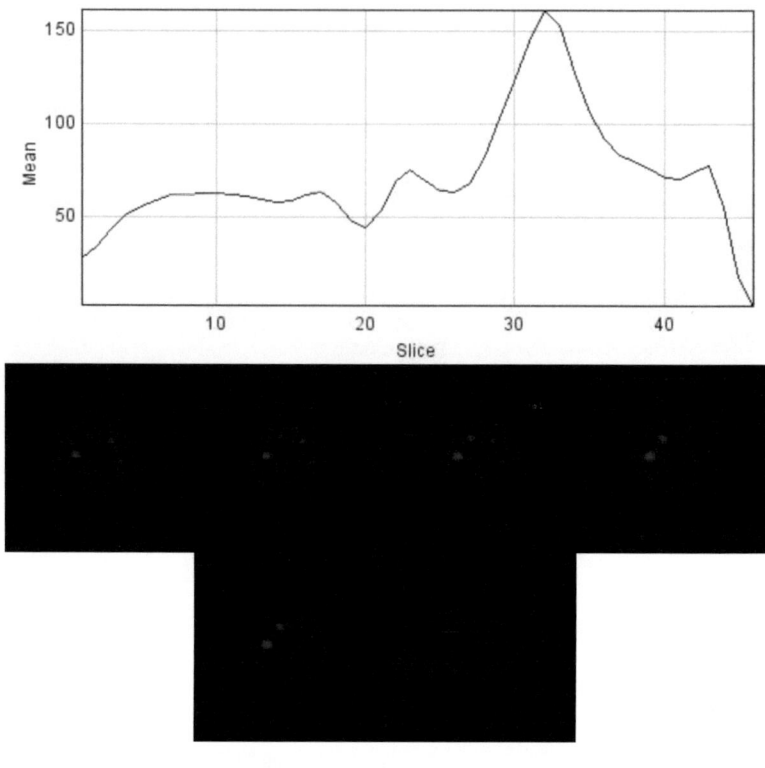

122

Auswertung der 3-ME-30 Aufnahmeserie

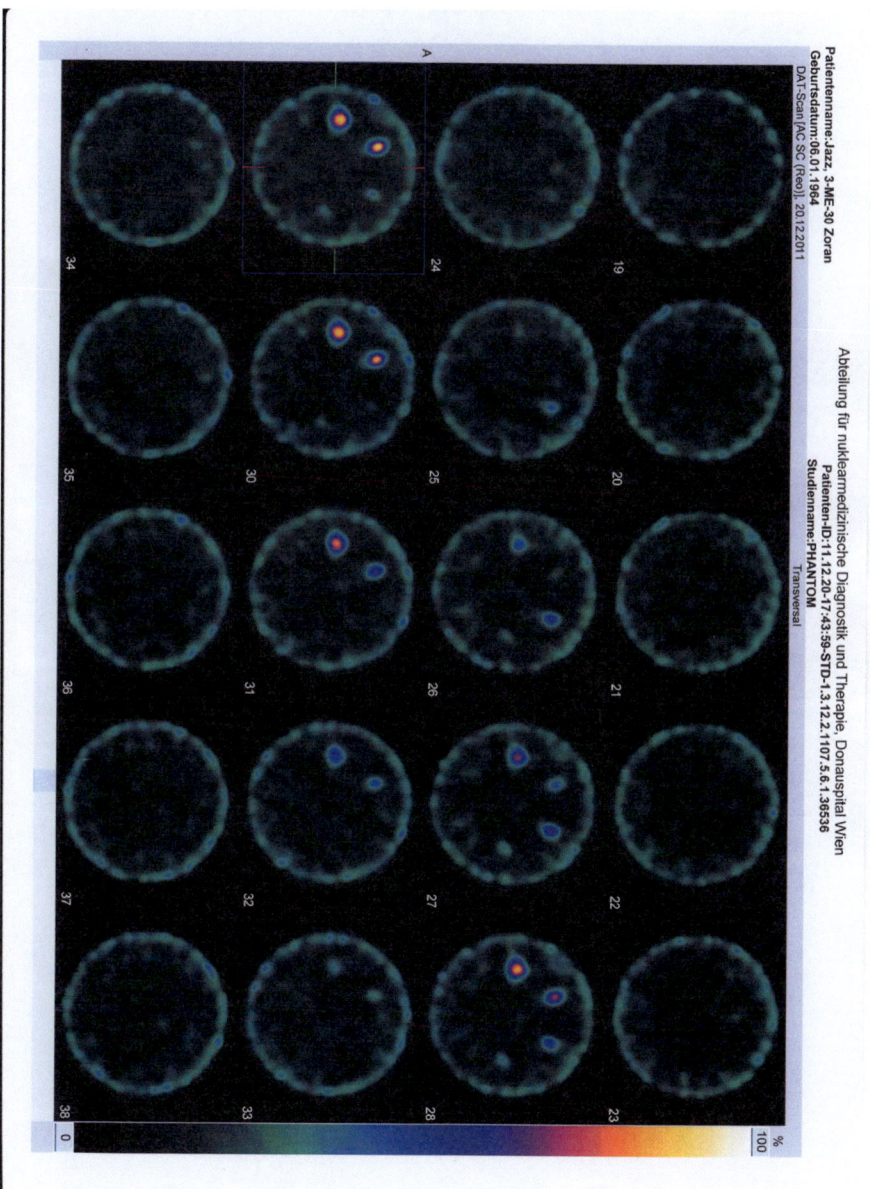

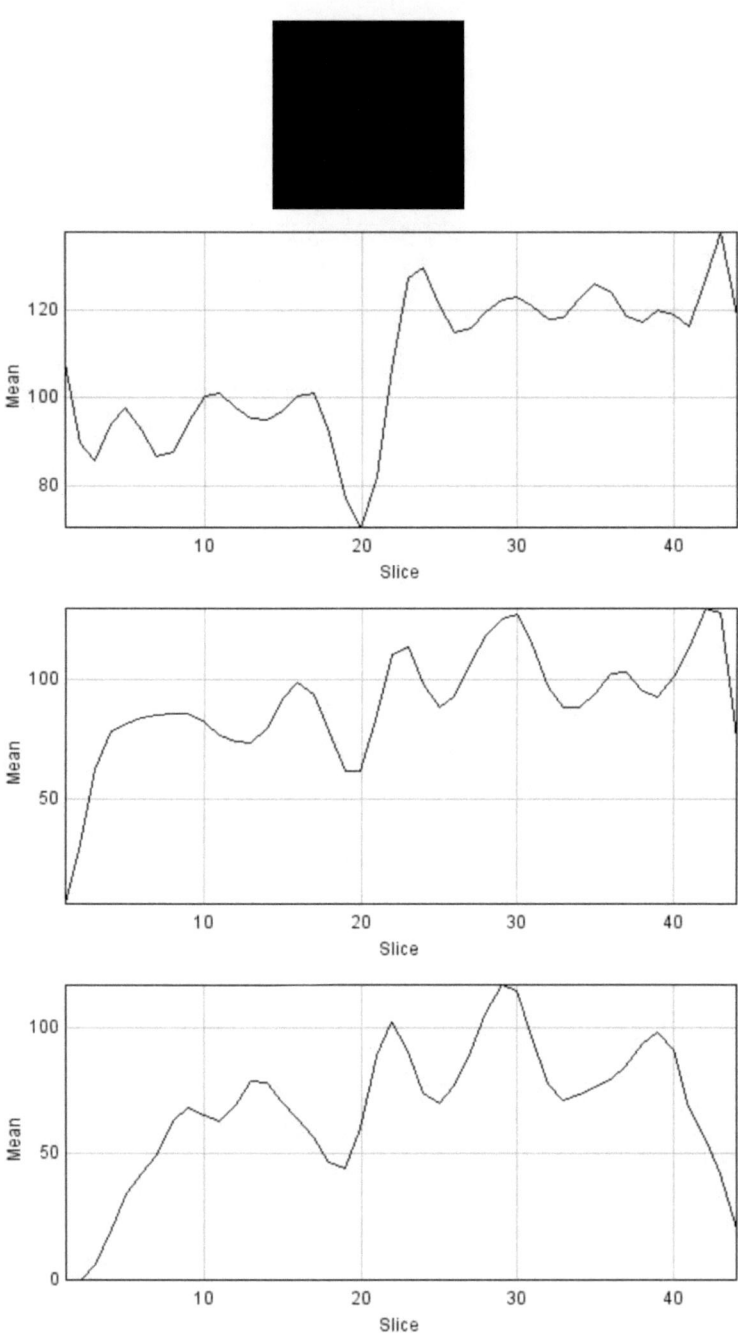

124

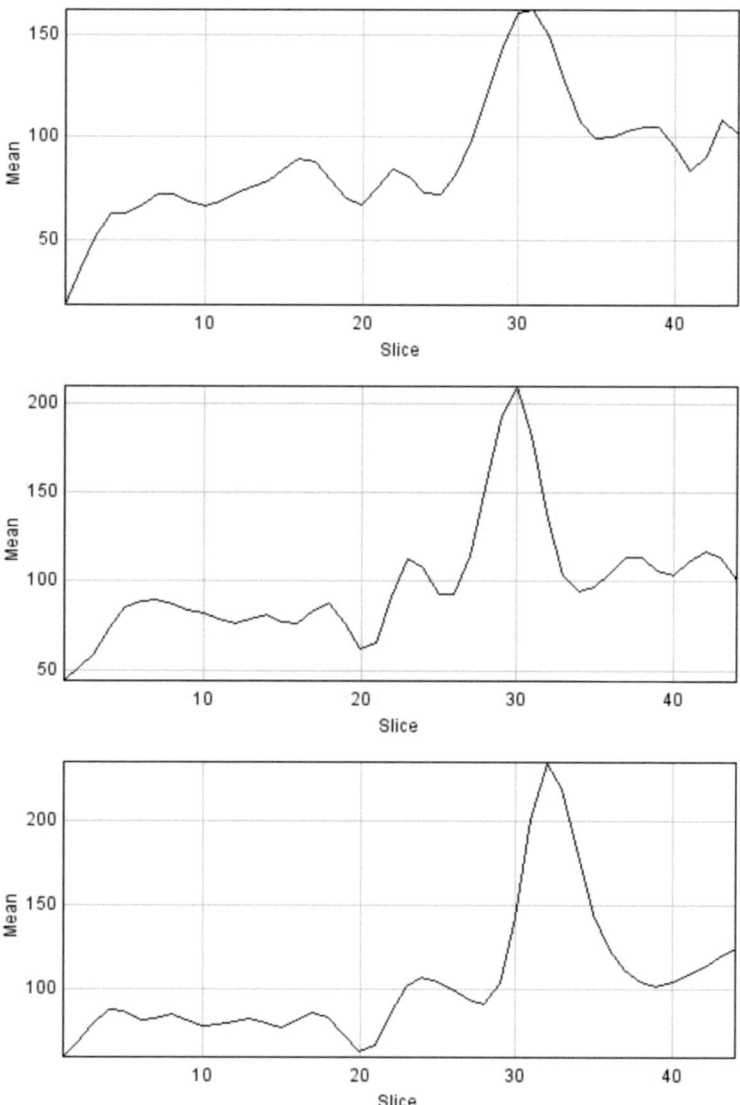

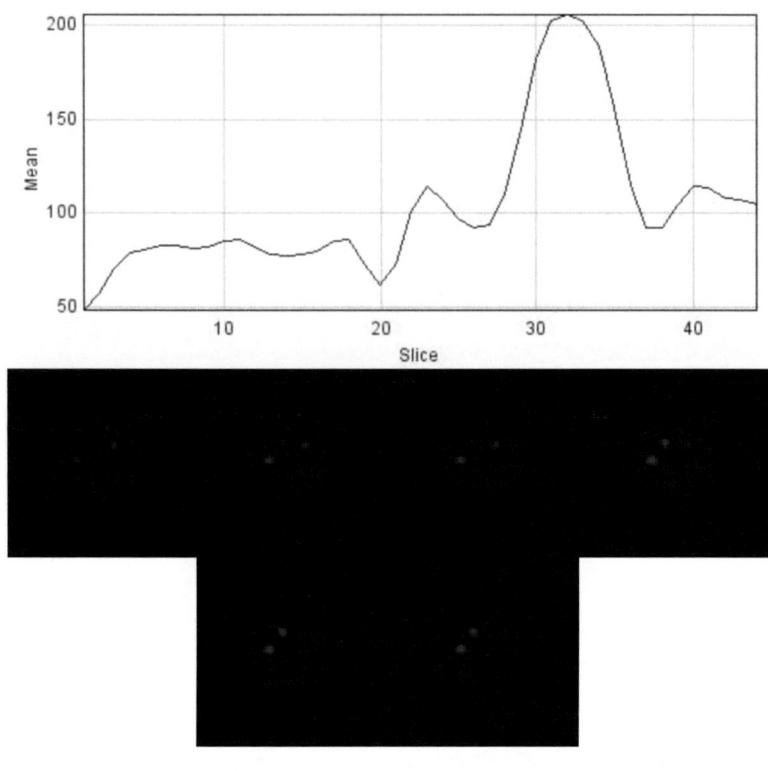

Auswertung der 6-ME-30 Aufnahmeserie

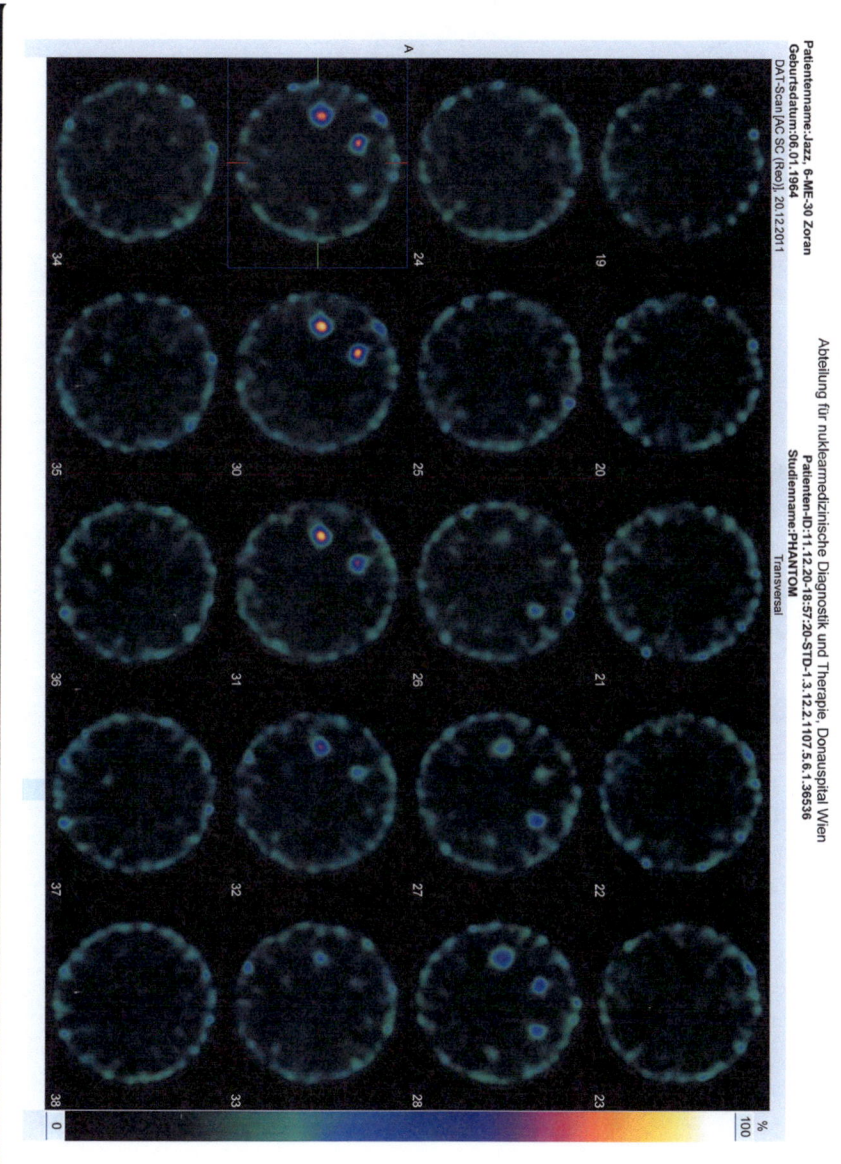

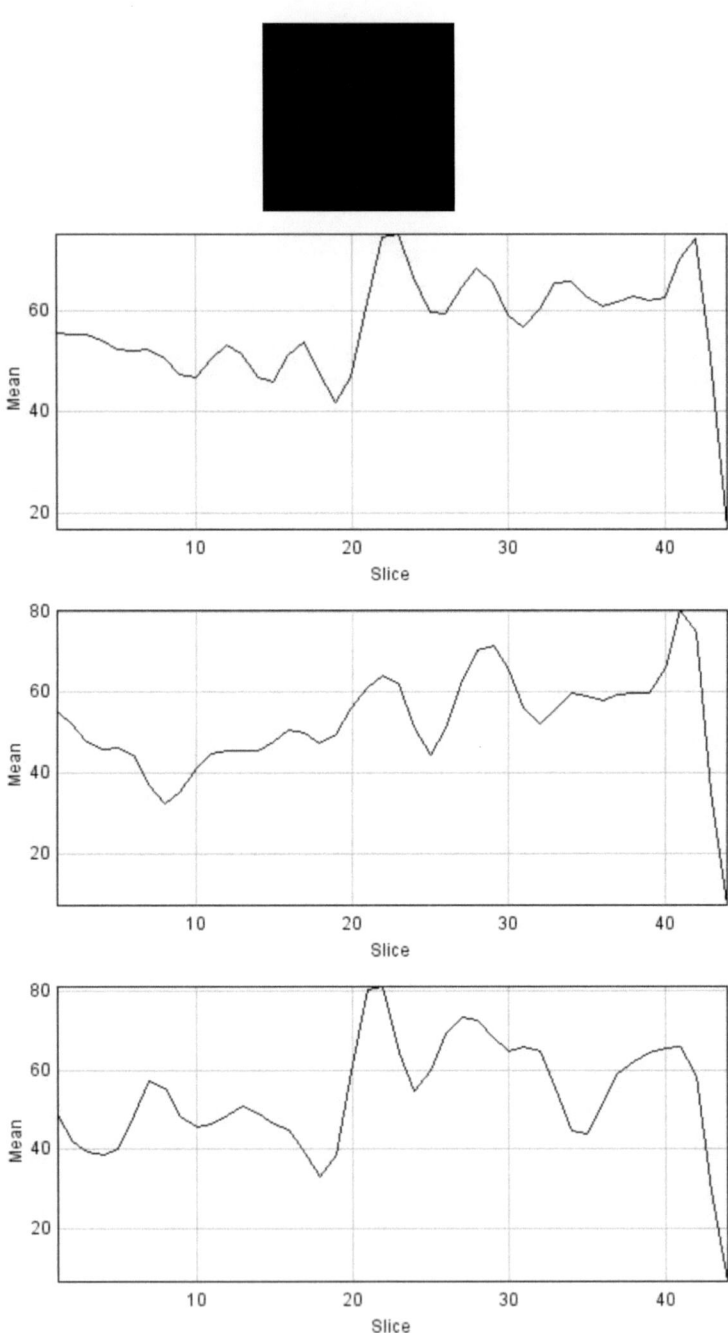

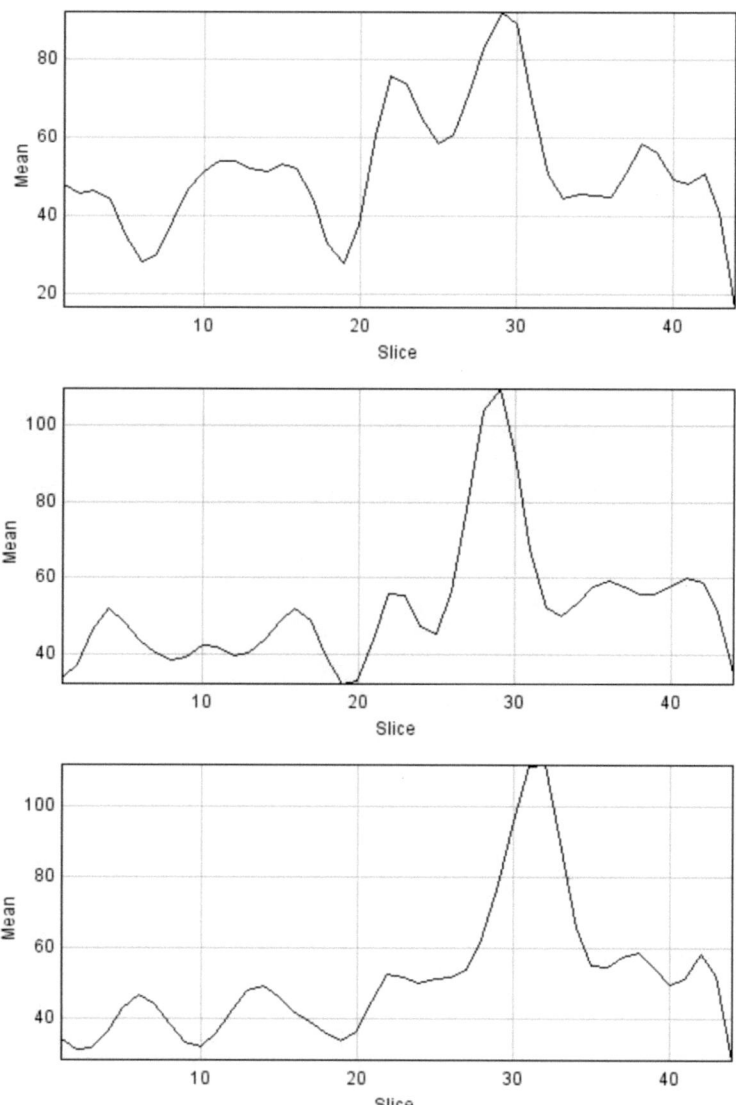

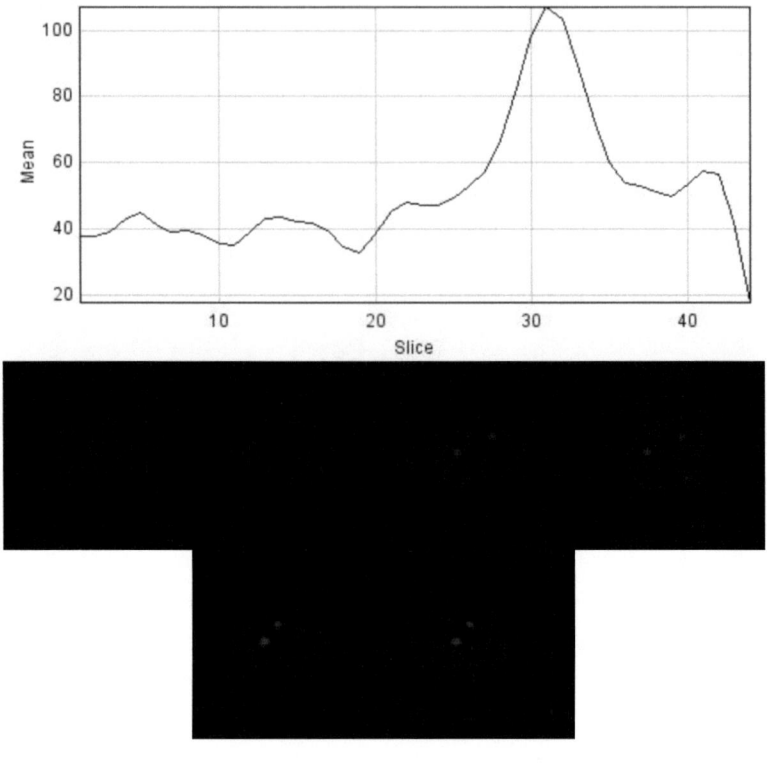

ImageJ Auswertung

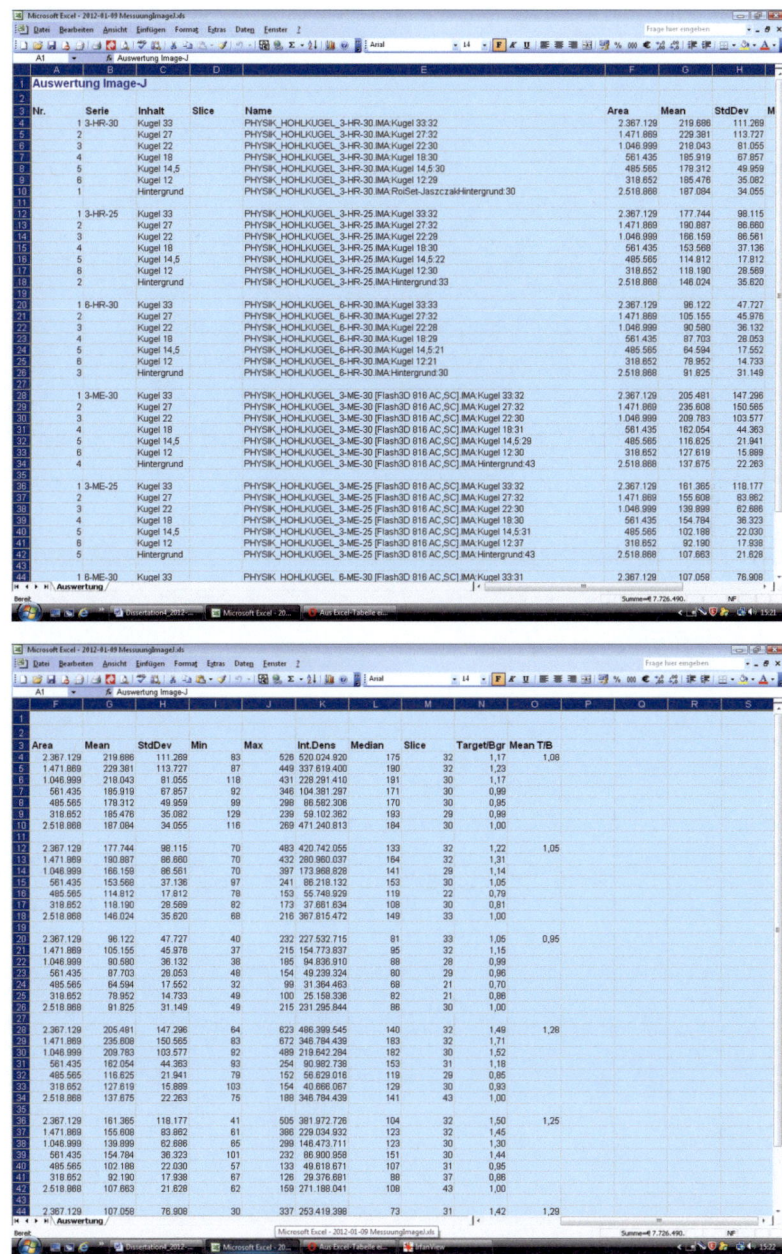

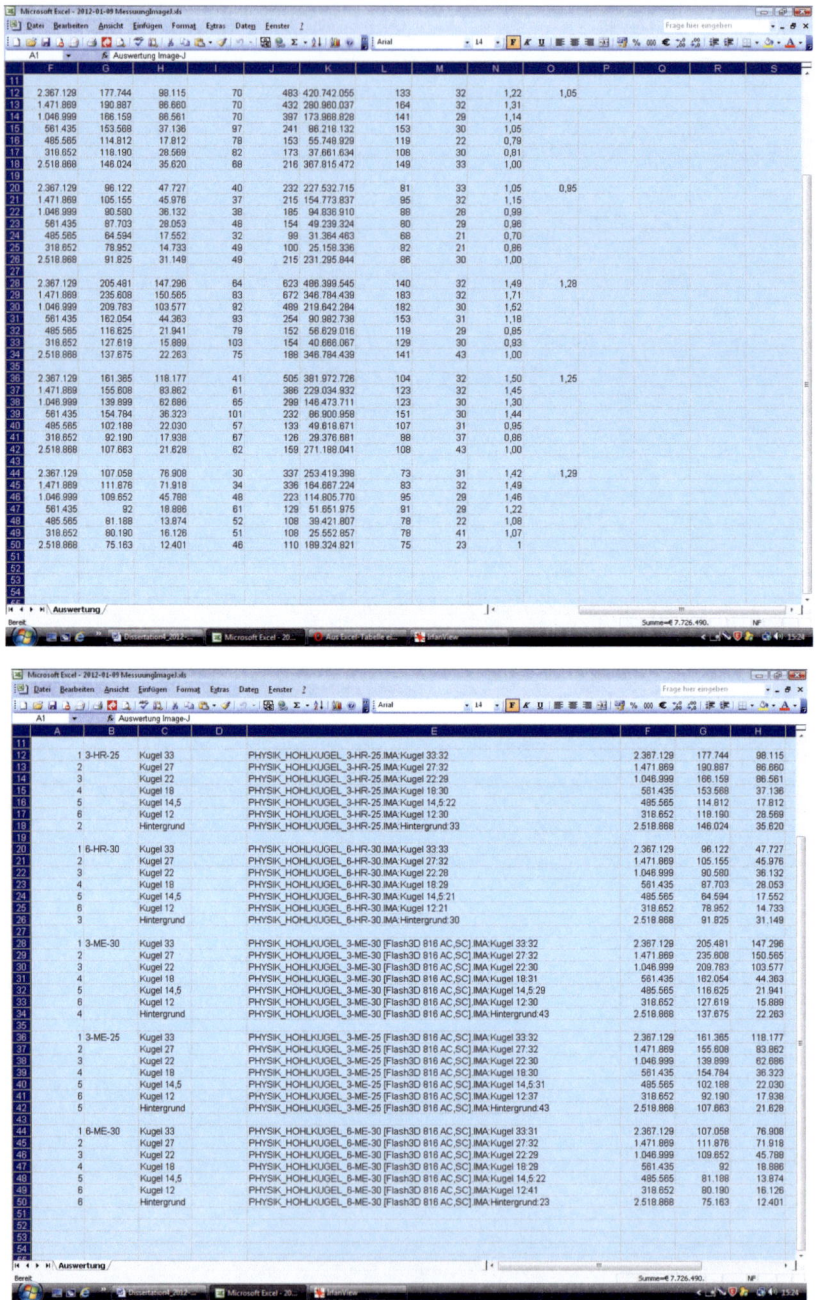

Vorbereitung des Striatum Phantoms

Ansätze für Striatum Phantom   17.01.2012 14:03

1) Aktivimeter Hintergrund
StAw: 544,58 = 6,35%
D1 Standort: Appl.Diagn.
Isotop: I-123
17.01.2012 14:03:59
Mittelwert: 08,6 kBq

2) Aktivimeter Volle Spritze für Hintergrund
StAw: 8.282,73 = 0,13%
D1 Standort: Appl.Diagn.
Isotop: I-123
17.01.2012 14:05:05
Mittelwert: 6.490,8 kBq

3) Aktivimeter Volle Spritze für Striata
StAw: 6.762,82 = 0,12%
D1 Standort: Appl.Diagn.
Isotop: I-123
17.01.2012 14:06:18
Mittelwert: 5.677,6 kBq

Ziel: 20 kBq/ml

4) Aktivimeter Volle Spritze
StAw: 19.852,30 = 0,22%
D1 Standort: Appl.Diagn.
Isotop: I-123
17.01.2012 15:26:00
Mittelwert: 9.072,5 kBq

5) Hintergrund bleibt ideen

Ziel: 30 kBq/ml

6) Aktivimeter Volle Spritze
StAw: 18.051,80 = 0,17%
D1 Standort: Appl.Diagn.
Isotop: I-123
17.01.2012 16:13:26
Mittelwert: 10.630,5 kBq

7) Hintergrund bleibt ideen

Ziel: 40 kBq/ml

8) Aktivimeter Volle Spritze
StAw: 20.076,02 = 0,16%
D1 Standort: Appl.Diagn.
Isotop: I-123
17.01.2012 17:00:01
Mittelwert: 12.458,0 kBq

9) Hintergrund bleibt ideen

Ziel: 50 kBq/ml

Verifizierung der Proben

kBq	counts
5	25.347
20	100.237
30	150.208
40	189.711
50	225.697

Durch 100 fce.
hindurch gemessen!
(kBq/mue?)
Photo-peak: 160 keV

Iterative Rekonstruktion

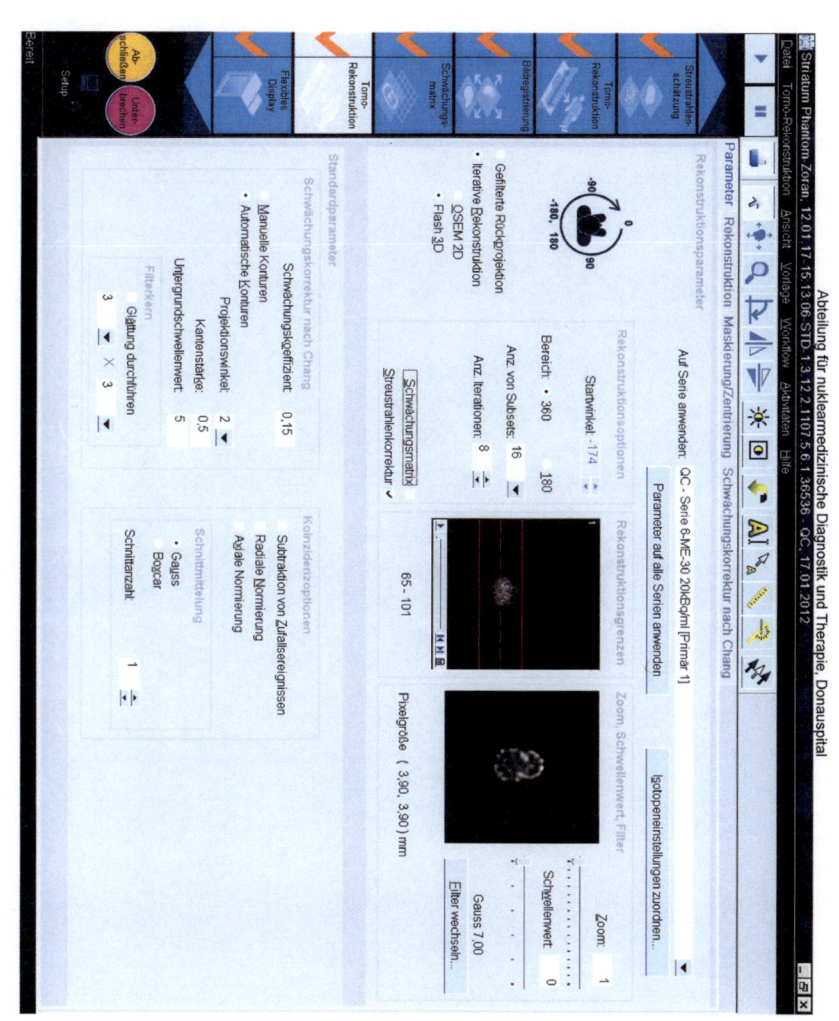

SPECT/CT Fusionierung

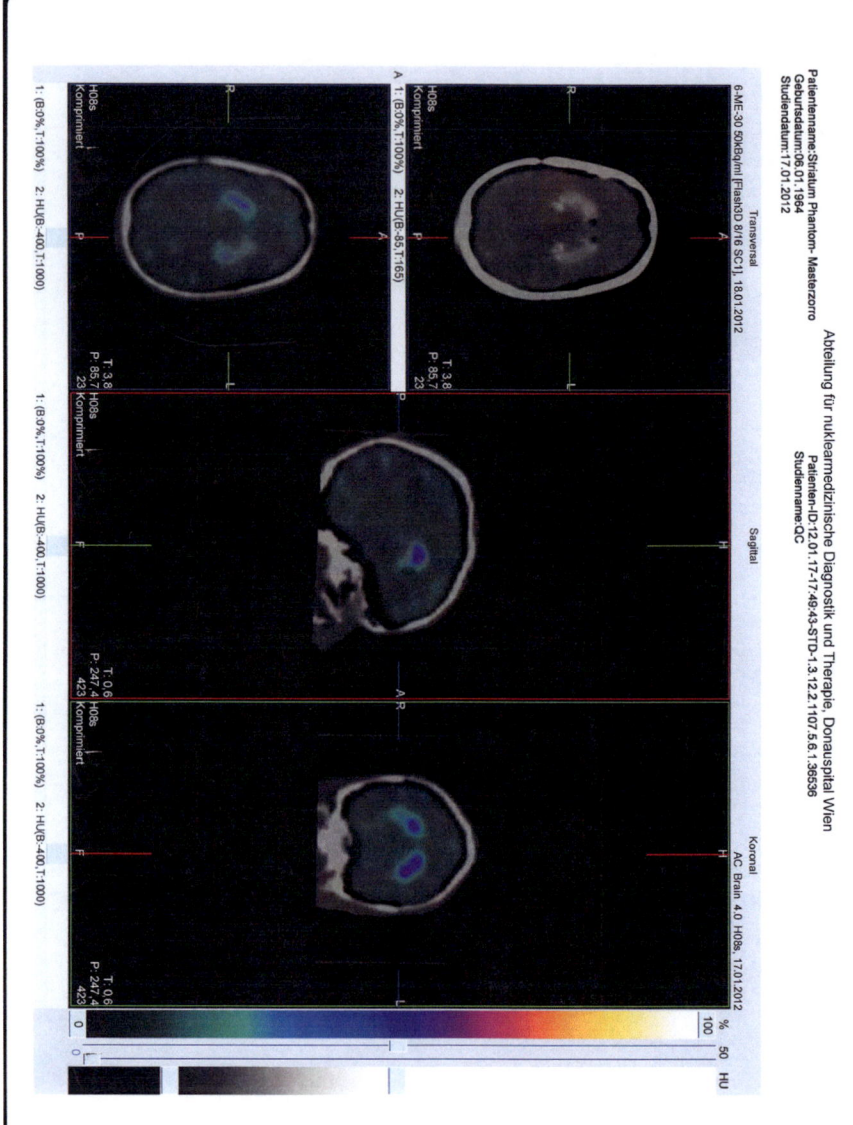

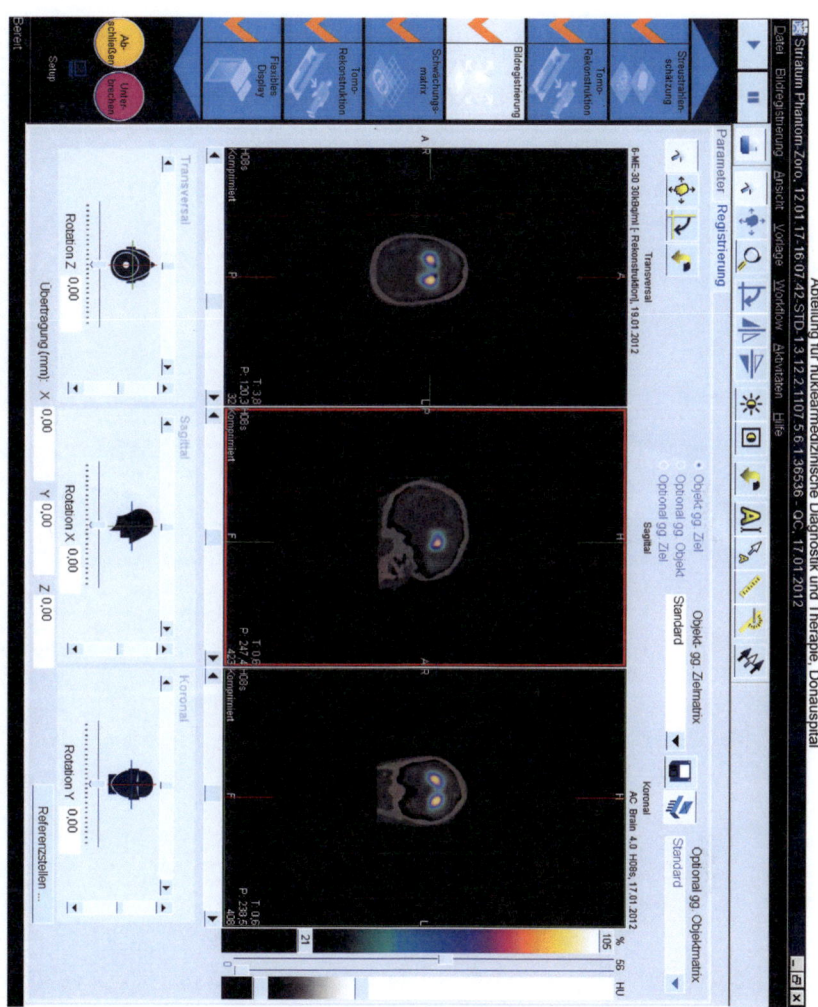

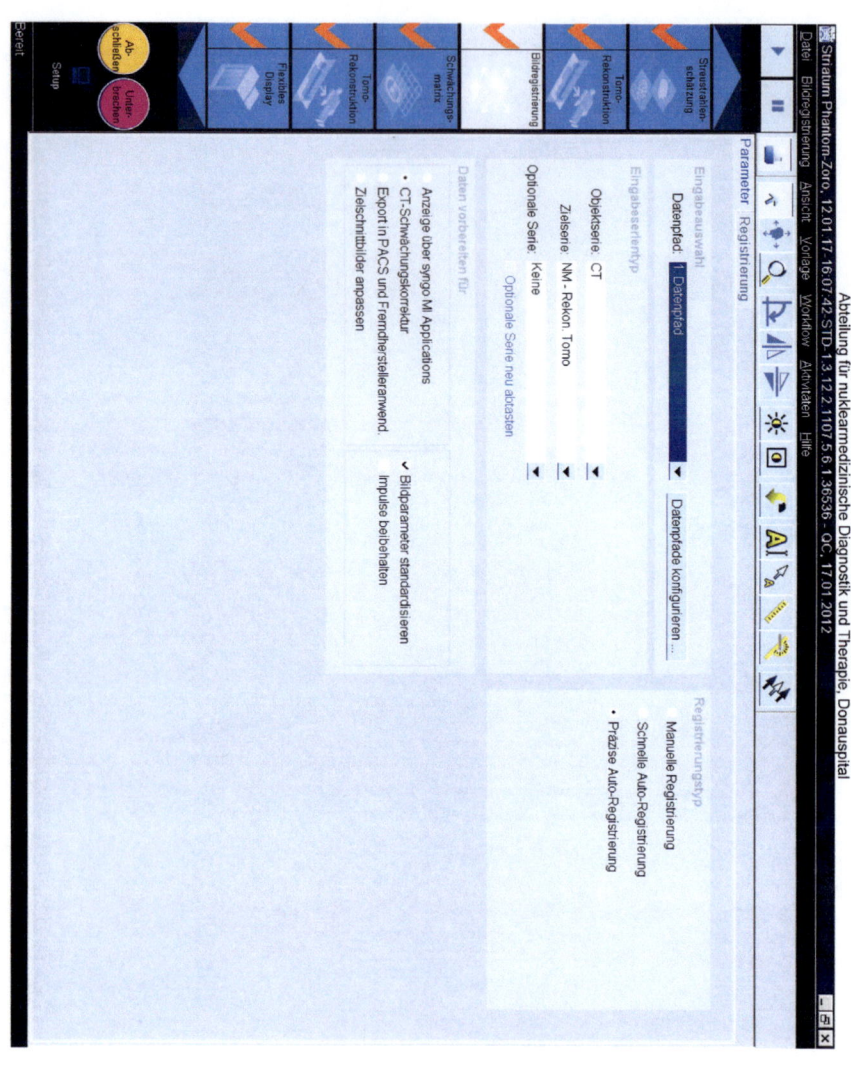

CHANG-Schwächungskorrektur

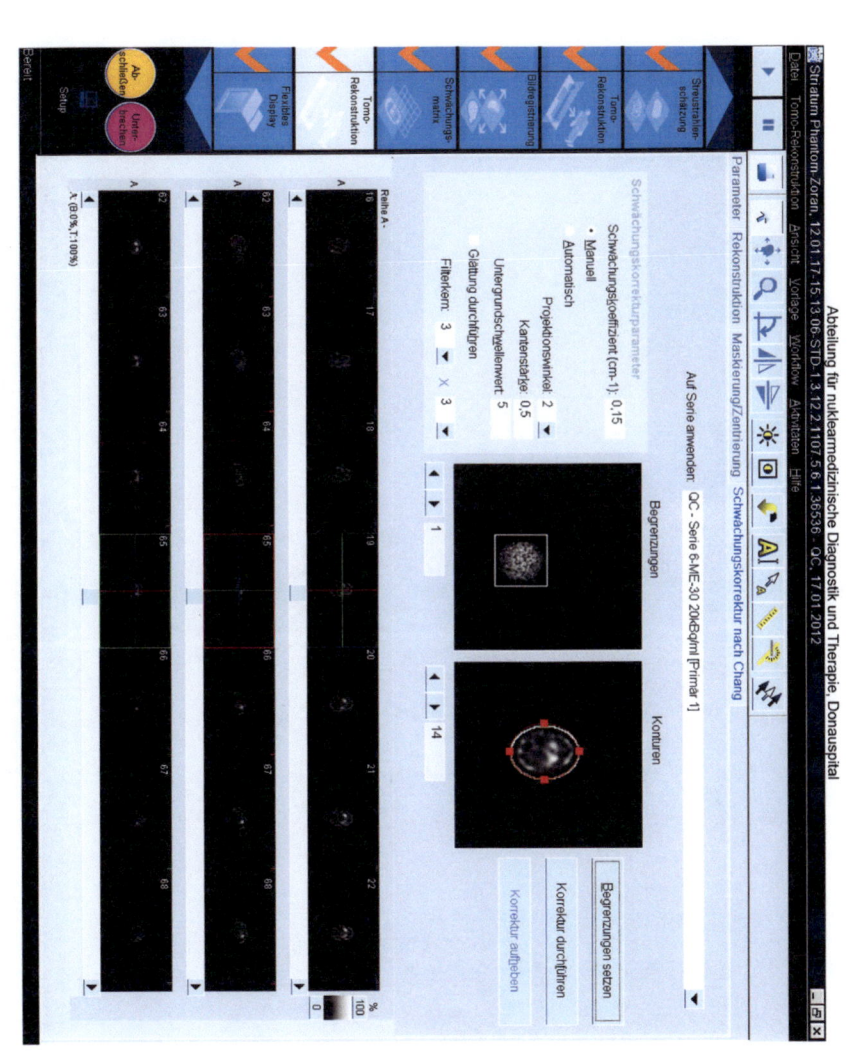

CT-Schwächungskorrektur

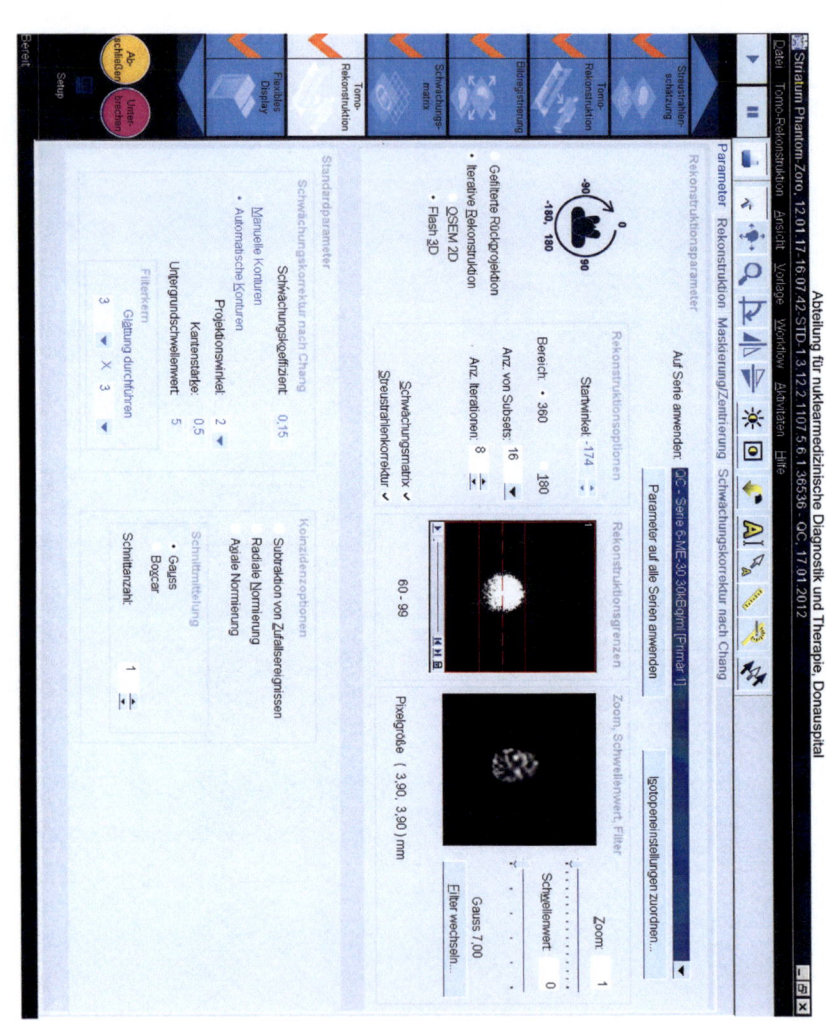

CT-Schwächungsmatrix

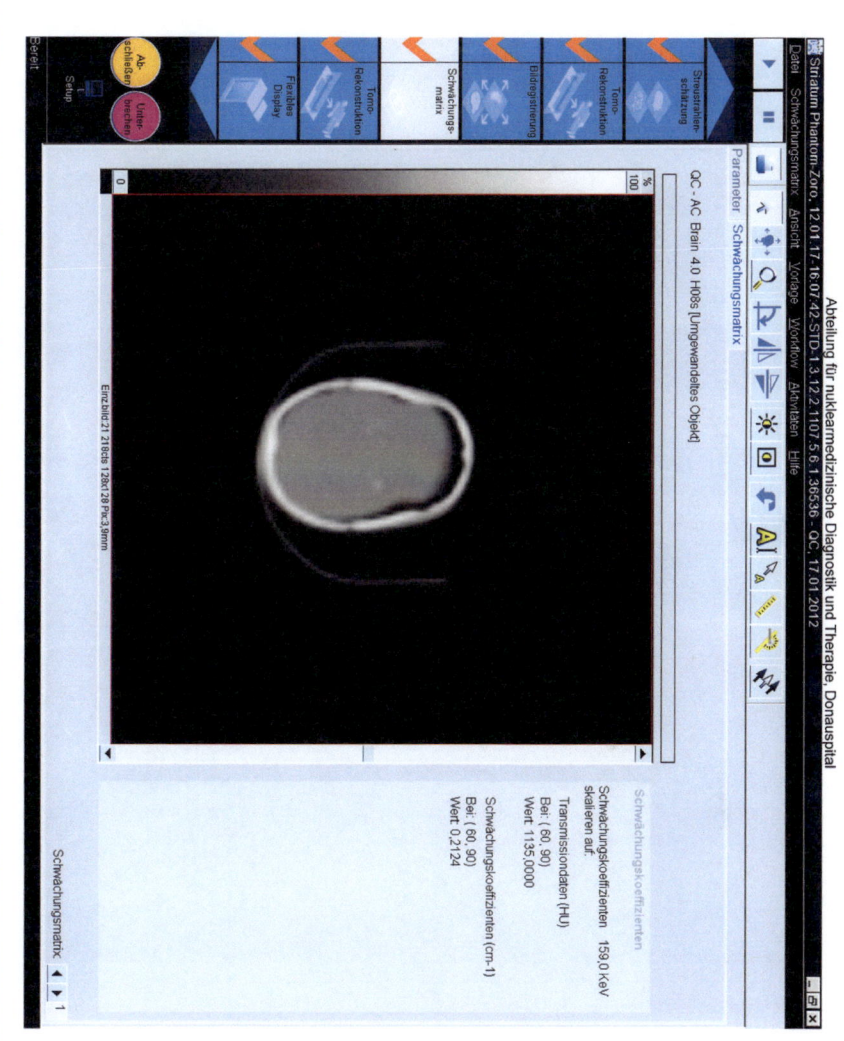

Quantifizierung mit/ohne Streustrahlenkorrektur für 20 kBq/ml

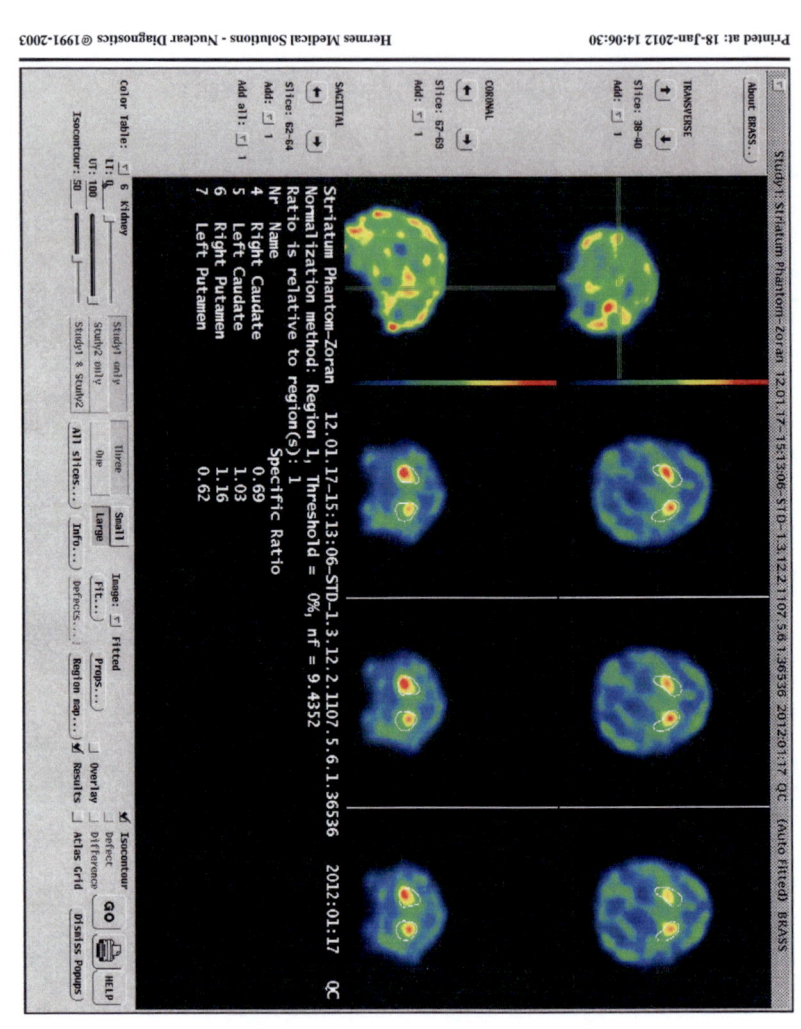

142

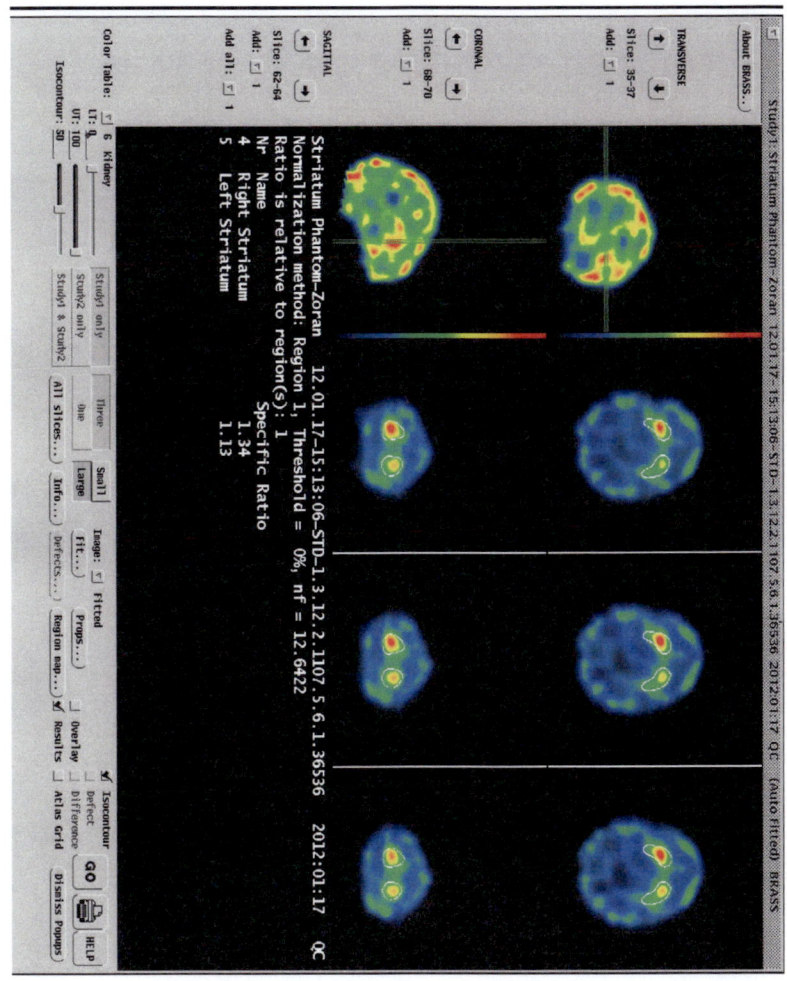

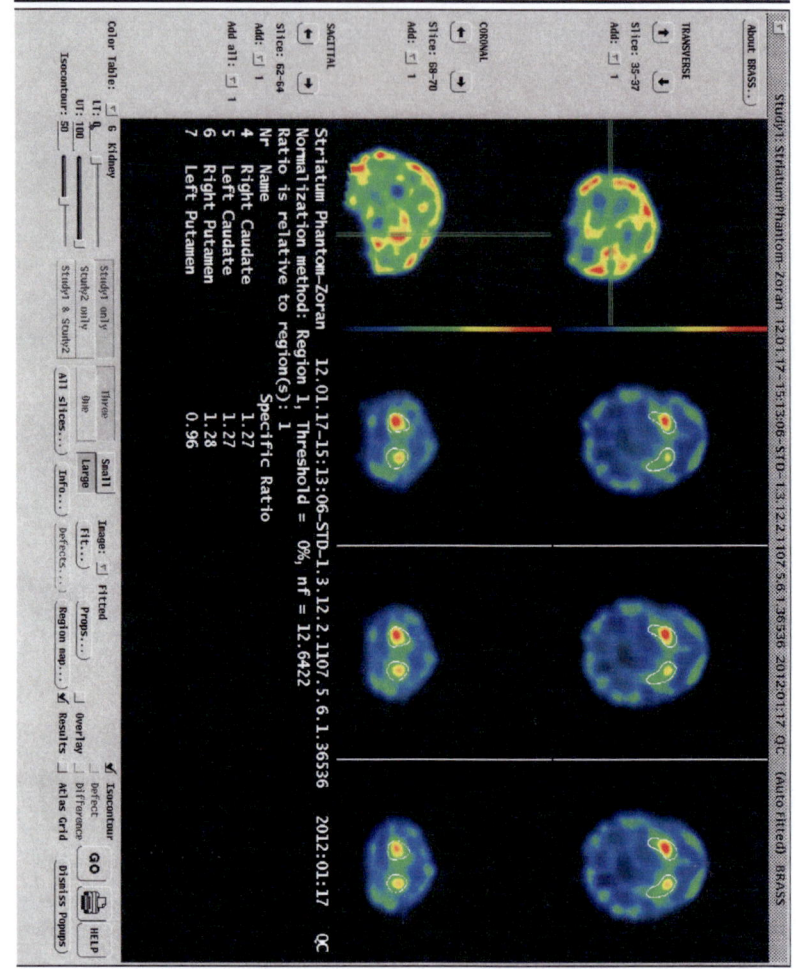

N.O - SC 20 kBq/ml

Donauspital Wien: Abteilung f. diagnostische und therapeutische Nuklearmedizin

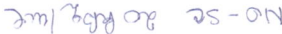

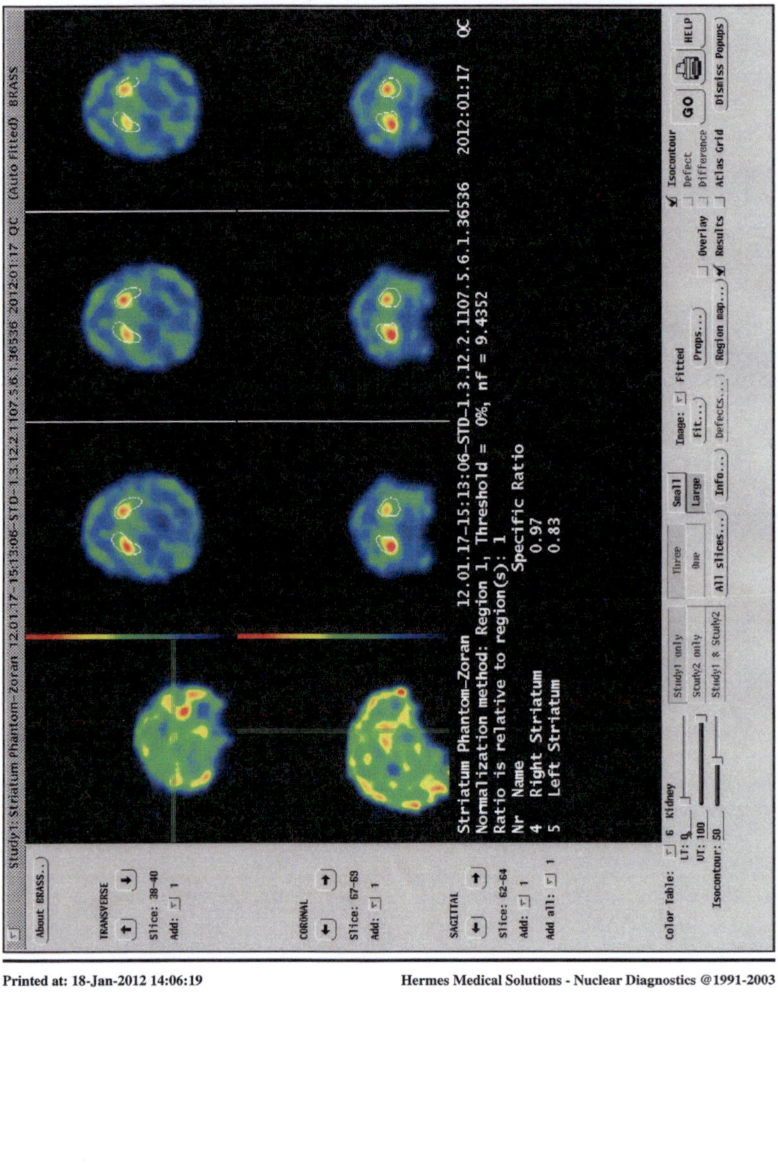

Printed at: 18-Jan-2012 14:06:19 Hermes Medical Solutions - Nuclear Diagnostics @1991-2003

Quantifizierung mit/ohne Streustrahlenkorrektur für 40 kBq/ml

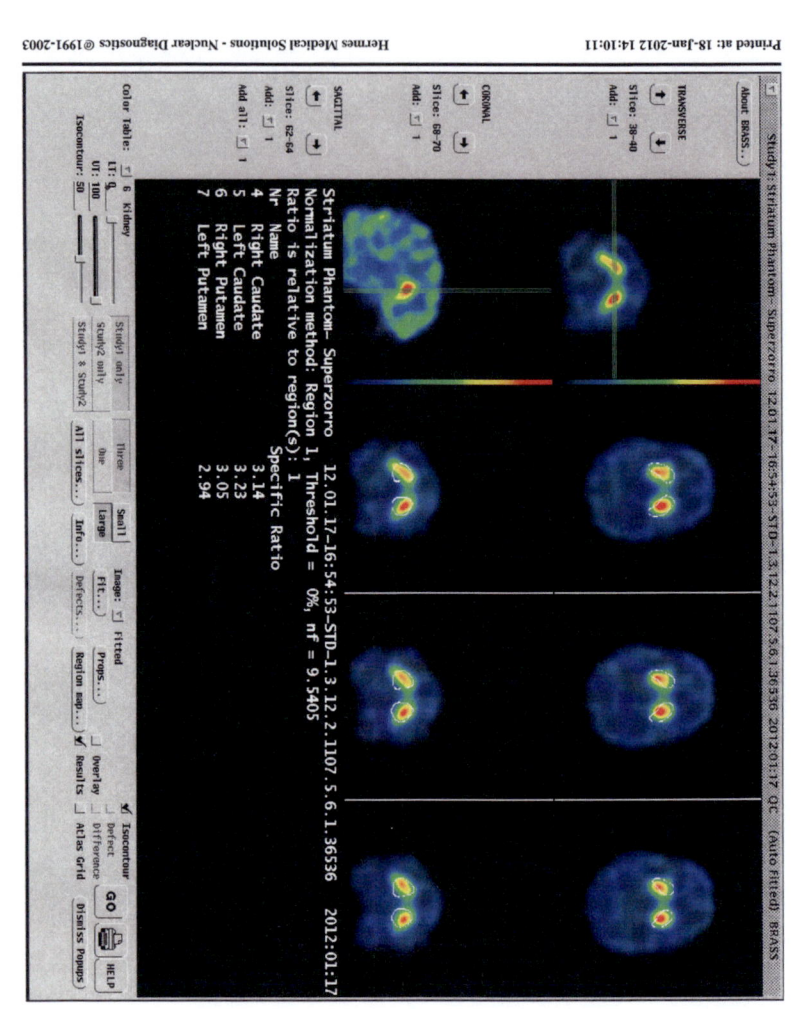

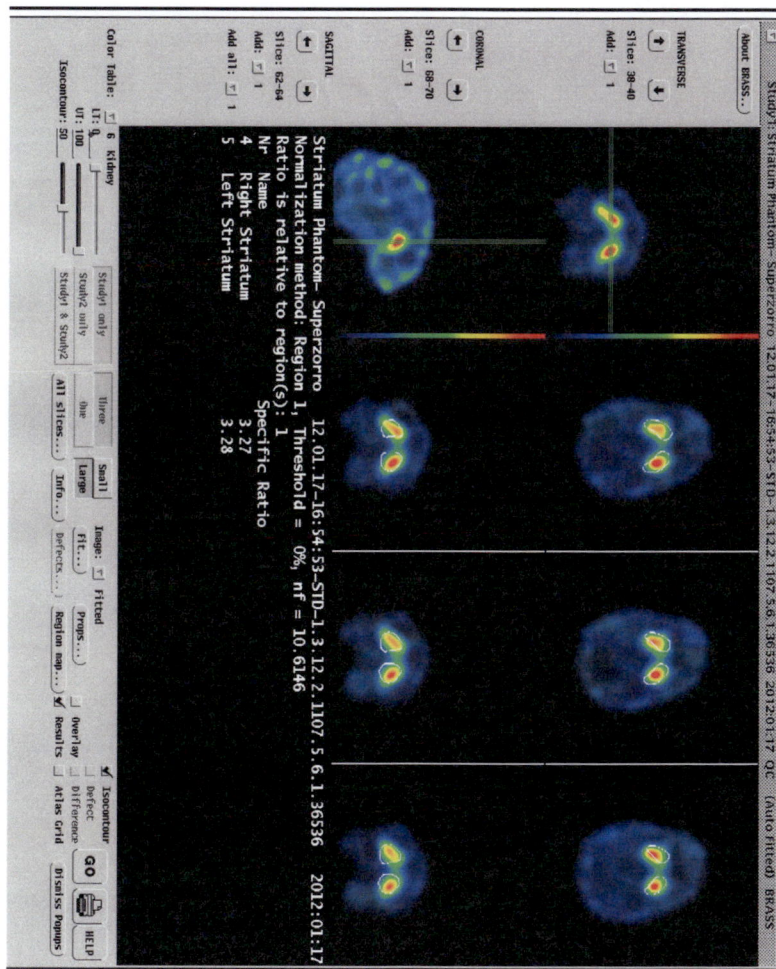

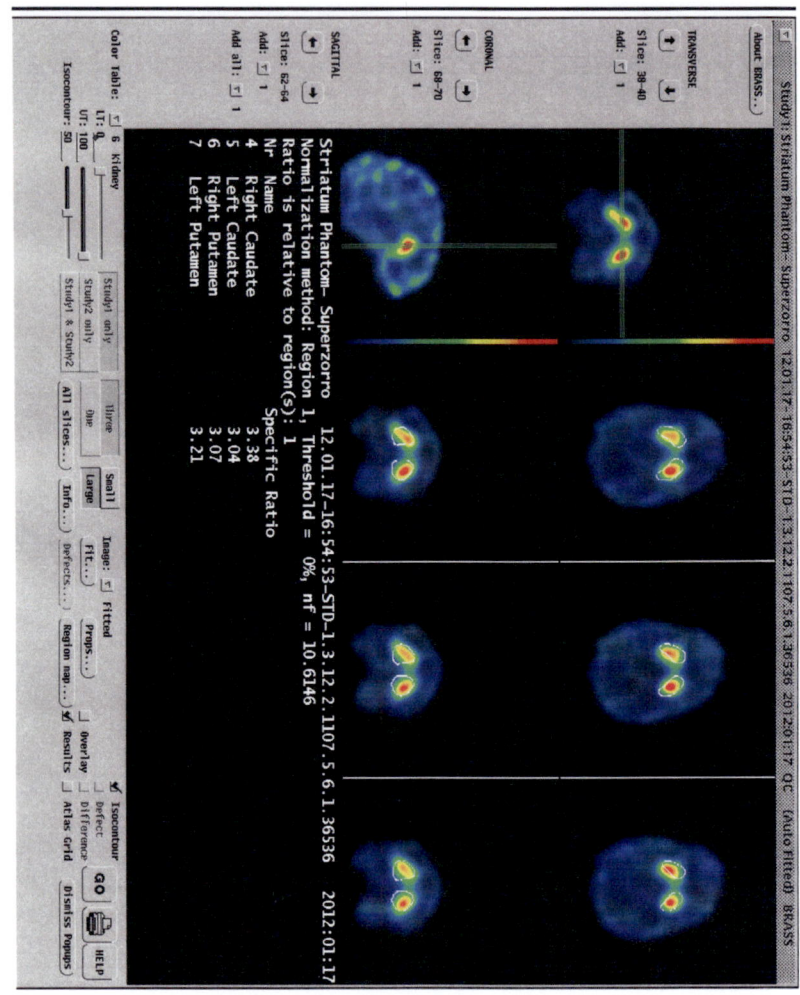

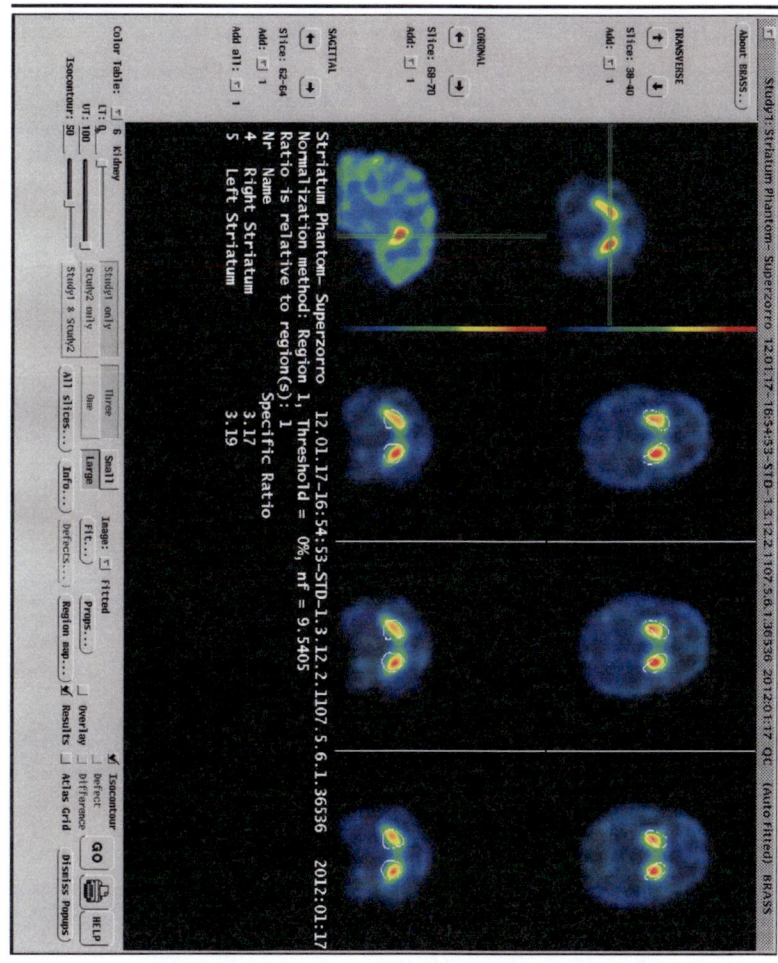

Quantifizierung mit/ohne Streustrahlenkorrektur für 50 kBq/ml

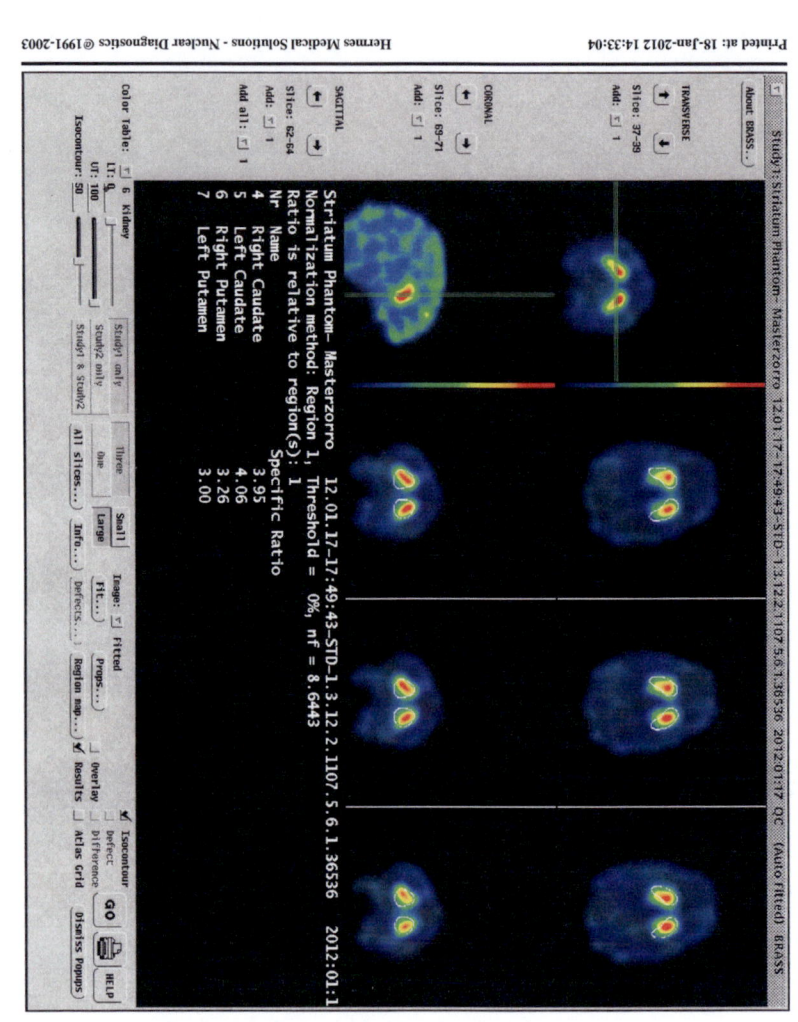

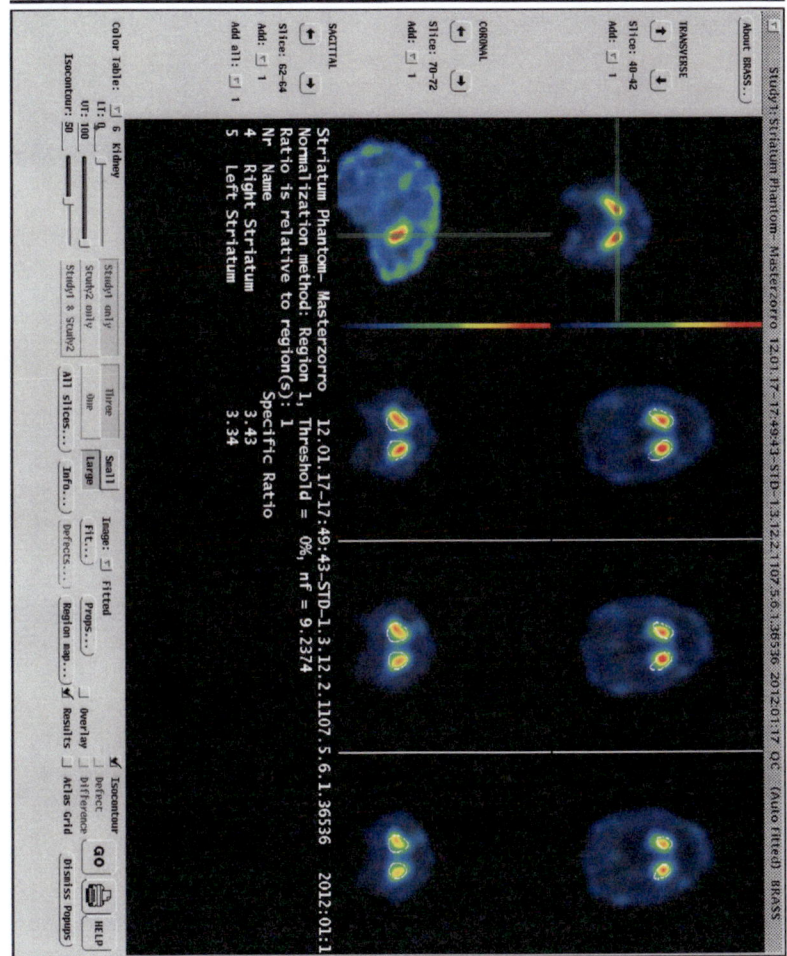

Printed at: 18-Jan-2012 14:35:34 Hermes Medical Solutions - Nuclear Diagnostics @1991-2003

Donauspital Wien: Abteilung f. diagnostische und therapeutische Nuklearmedizin

SC 50 kBq/ml

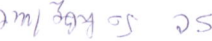

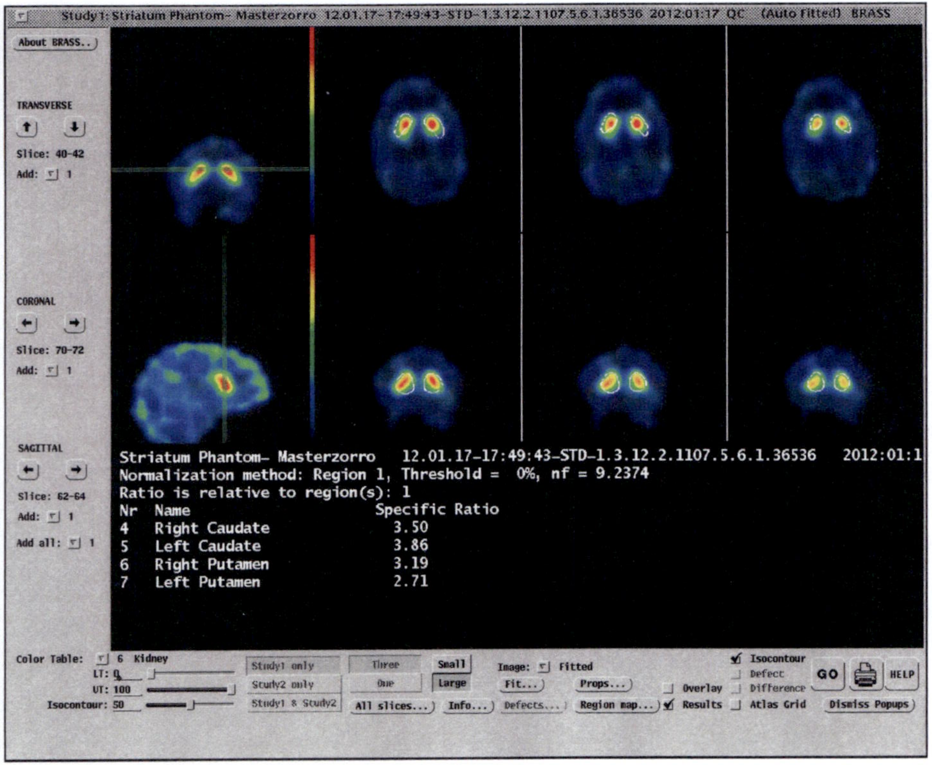

Printed at: 18-Jan-2012 14:32:53 Hermes Medical Solutions - Nuclear Diagnostics @1991-2003

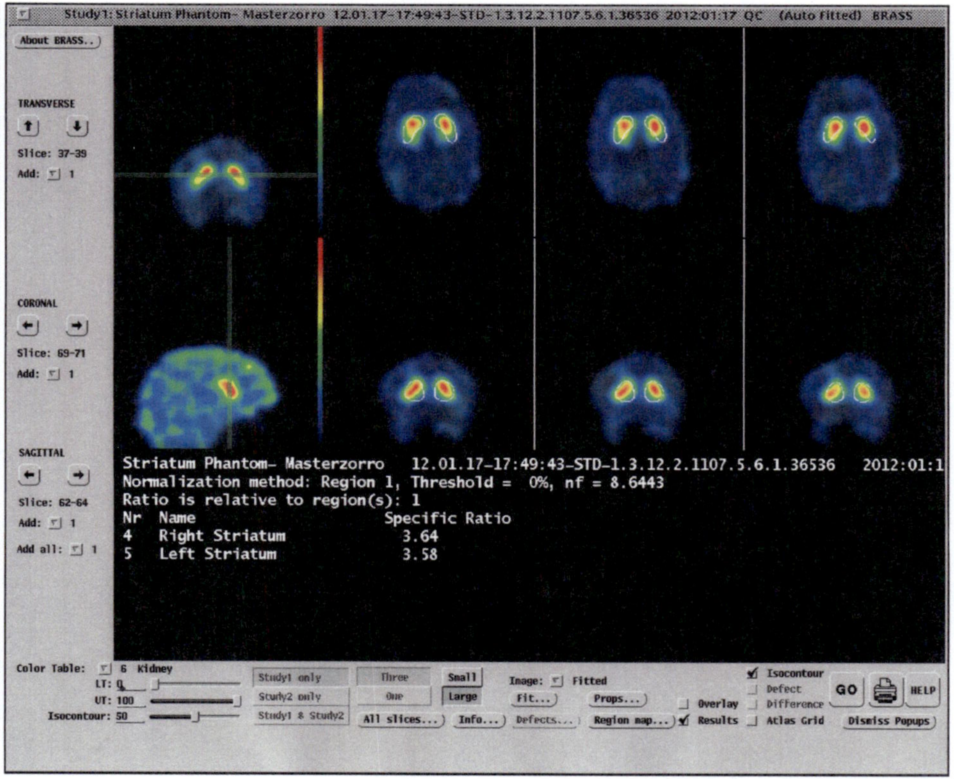

Donauspital Wien: Abteilung f. diagnostische und therapeutische Nuklearmedizin

Ho - Se 50 kBq/ml

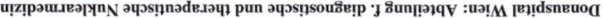

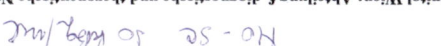

Literaturverzeichnis

1) Abramoff, M.; Magalhães, P.; Ram, S. (2004): Image Processing with ImageJ. Herausgegeben von Biophotonics International vol 11 no 7. pp 36-42 July 2004- Abstract.

2) Chang, L. T. (1978): A method for attenuation correction in radionuclide computed tomography. Herausgegeben von IEEE Trans Nucl Sci Vol NS-25 No. 1. S. 638-643. - Abstract.

3) DaTSCAN™Analysis (2003): DaTSCAN Analysis. GE Healthcare Ltd. Herausgegeben von HERMES - Hermes Medical Solutions Inc.

4) European Medicines Agency (2007): EUROPÄISCHER ÖFFENTLICHER BEURTEILUNGSBERICHT (EPAR) DATSCAN.

5) Geworski, Lilli (2003): Voraussetzungen für die Quantifizierung in der Emissions-Tomographie. Herausgegeben von Medizinische Fakultät Charité der Humboldt-Universität zu Berlin. Online verfügbar unter http://deposit.ddb.de/cgi-bin/dokserv?idn=972628460&dok_var=d1&dok_ext=pdf&filename=972628460.pdf, zuletzt aktualisiert am 04.06.2004, zuletzt geprüft am 19.02.2010.

6) H. Bergmann, W. Birkfellner P. Homolka R. Nowotny (o.J.): Bildgebende Verfahren III. Unter Mitarbeit von W. Birkfellner, P. Homolka und R. Nowotny. Herausgegeben von H. Bergmann. Zentrum für Biomedizinische Technik und Physik, MUW.

7) Hacker, Marcus (2002): Klinischer Stellenwert der Myokardperfusionsszintigraphie und der First-Pass Radionuklidventrikulographie für die Diagnostik der Transplantatvaskulopathie bei Patienten nach orthotoper Herztransplantation. Dissertation. Unter Mitarbeit von A. Tausig. LMU München: Medizinische Fakultät. Online verfügbar unter http://deposit.ddb.de/cgi-bin/dokserv?idn=964618842&dok_var=d1&dok_ext=pdf&filename=964618842.pdf, zuletzt aktualisiert am 21.05.2002, zuletzt geprüft am 19.02.2010.

8) Haralick, R.; Shanmugam, K.; Dinstein, I. (1973): Textural Features for Image Classification. Herausgegeben von Man and Cybernetics Vol SMC-3 No 6. November 1973 pp 610-621 IEEE Transactions on Systems. Institute of Electrical and Electronics Engineers, Inc.

9) Ichihara, T.; Ogawa, K.; Motomura, N.; Kubo, A.; Hashimoto, S. (1993): Compton Scatter Compensation Using the Triple-Energy Window Method for Single- and Dual-Isotope SPECT. Herausgegeben von The Journal of Nuclear Medicine Vol. 34 No.12. S. 2216-2221 -Abstract.

10) Jacques, Darcourt; Jan, Booij; Klaus, Tatsch; Andrea, Varrone; Thierry, Vander Borght; Özlem, L. Kapucu et al. (2009): EANM procedure guidelines for brain neurotransmission SPECT using 123I-labelled dopamine transporter ligands, version 2. Eur J Nucl Med 2002; 29: BP30-BP35.

11) Jähne, Bernd (2005): Digitale Bildverarbeitung. 6., überarbeitete und erweiterte Auflage. Berlin, Heidelberg: Springer-Verlag Berlin Heidelberg.

12) Jaszczak, R.; Greer, K.; Floyd, C.; Craig, C.; Coleman, R. (1984): Improved SPECT Quantification Using Compensation for Scattered Photons. Herausgegeben von The Journal of Nuclear Medicine Vol. 25 No. 8 893-900.-Abstract.

13) Kalender, Willi A. (2006): Computertomographie. Grundlagen, Gerätetechnologie, Bildqualität, Anwendungen. 2., überarb. und erw. Aufl. Erlangen: Publicis Corp. Publ.

14) Kauppinen T., Koskinen MO Alenius S. Vanninen E. Kuikka JT (2000): Improvement of brain perfusion SPET using iterative reconstruction with scatter and non-uniformattenuation correction. Herausgegeben von Eur J Nucl Med 2000 und 27: 1380-6.

15) Kitchen, Neil (2002): Leitlinien für die Praxis Neurologie. Ein Taschenführer. Kitchen, Neil (Hg.). 40-42 Osnaburgh Street London NW1 3ND, Großbritannien: Current Medical Literature Ltd.

16) Köchle, Gunnar (2008): Wirkungsweise und Einfluss des OSEM-3D Algorithmus auf die Bildqualität bei der SPECT. Diplomarbeit. Wien: Akademie für den radiologisch-technischen Dienst am Krankenhaus Hietzing mit neurologischem Zentrum Rosenhügel.

17) König, F. (2007): Protokoll über die Abnahmeprüfung der Gammakamera SIEMENS-Symbia T6 an der Abteilung für nuklearmedizinische Diagnostik und Therapie, Donaupital. Wien, Austria (Für den internen Gebrauch bestimmt) 2007 (Hg.).

18) Meckbach, S. (2008): Quantifizierung und Differenzierung von Parkinsonsyndromen mittels J123 –DAT. Unter Mitarbeit von A. Helisch M. Schreckenberger D. Zils. Herausgegeben von Deutsche Gesellschaft für Nuklearmedizin e.V. Online verfügbar unter http://nukmed08.abstract-dialog.de/pdf2/TV4.pdf, zuletzt geprüft am 19.02.2010.

19) Neumeyer JL, Tamagnan G. Wang S. Gao Y. Milius RA Kula NS Baldessarini RJ (1996): N-substituted analogs of 2 beta-carbomethoxy-3 beta- (4'-iodophenyl)tropane (beta-CIT) with selective affinity to dopamine or serotonin transporters in rat forebrain. Herausgegeben von J Med Chem 1996 und 39: 543-8.

20) Nicoletti, Rudolf; Oberladstätter, Michael; König, Franz (2005): Messtechnik und Instrumentierung in der Nuklearmedizin. Ein Skriptum zur Verwendung an Akademien für den radiologisch-technischen Dienst. Wien: Facultas.

21) Nicoletti, Rudolf; Oberladstätter, Michael; König, Franz (2010): Messtechnik und Instrumentierung in der Nuklearmedizin. Eine Einführung. 3., überarb. Aufl. Wien: Facultas.WUV.

22) Ogawa, K.; Harata, Y.; Ichihara, T.; Kubo, A.; Hashimoto, S. (1991): A practical method for position-dependent Compton-scatter correction in single photon emission CT. Herausgegeben von IEEE Trans Med Imaging.1991 und 10(3):408-12.-Abstract.

23) Pirker, Walter (2008): Imaging in der Differenzialdiagnostik des Morbus Parkinson. Universitätsklinik für Neurologie, Klinische Abteilung für Klinische Neurologie. (JATROS Neurologie & Psychiatrie 2008).

24) Ruthner, Christian (2008): Einfluss der Streustrahlenkorrektur bei Single Photonen Emission Computed Tomography (SPECT) Studien. Wien: Akademie für den radiologisch-technischen Dienst am Krankenhaus Hietzing mit neurologischem Zentrum Rosenhügel.

25) Schmidt, Robert F.; Lang, Florian; Thews, Gerhard (1976): Physiologie des Menschen. Mit Pathophysiologie ; mit 78 Tabellen ; [neue Approbationsordnung]. 29., vollst. neu bearb. und aktualisierte Aufl. Berlin, Heidelberg: Springer Medizin Verlag Heidelberg, 2005 (Springer-11777 /Dig. Serial]).

26) Siemens AG Healthcare Sector (2006): Symbia TruePoint SPECT/CT. Die innovative Plattform für die Hybridbildgebung. Siemens AG. Online verfügbar unter http://www.medical.siemens.com/siemens/de_DE/rg_marcom_FBAs/files/brochures/magazine2_2006/P78-83_Care_Crouse_June_06_d.pdf, zuletzt aktualisiert am 13.10.2006, zuletzt geprüft am 19.02.2010.

27) Straub, Rainer H. (2007): Spezielle Pathophysiologie. Mit 20 Tabellen. Göttingen: Vandenhoeck & Ruprecht (Psycho-Neuro-Endokrino-Immunologie, / Rainer H. Straub (Hg.) ; Bd. 2).

28) Süßmair, Christine (2007) (2007): Neue Methoden in der Diagnostik von Parkinson-Syndromen mit SPECT. Unter Mitarbeit von L. MünchenM.U. Dissertation. Herausgegeben von Medizinische Fakultät L.München M.U. Online verfügbar unter http://deposit.ddb.de/cgi-bin/dokserv?idn=98388482x&dok_var=d1&dok_ext=pdf&filename=98388482x.pdf, zuletzt aktualisiert am 25.03.2007, zuletzt geprüft am 19.02.2010.

29) Tatsch, K.: Leitlinie für SPECT-Untersuchungen mit dem 123I -markierten Dopamintransporter Liganden FP-CIT (DaTSCAN). Unter Mitarbeit von P. Brust H. H. Coenen F. Grünwald T. Kuwert B. J. Krause O. Sabri P. Bartenstein. Herausgegeben von Deutsche Gesellschaft für Nuklearmedizin e.V. Online verfügbar unter http://www.nuklearmedizin.de/publikationen/leitlinien/spect_dop.php, zuletzt geprüft am 19.02.2010.

30) Trepel, Martin (2009): Neuroanatomie. Struktur und Funktion ; [Online-Zugang + interaktive Extras www.studentconsult.de]. 4., neu bearb. Aufl., [Nachdr.]. München: Elsevier Urban & Fischer.

31) Uhlenbrock & Partner: Die kombinierte SPECT/CT- Diagnostik mit der Siemens Symbia® Hybridkamera: Ein Meilenstein in der Bildgebung von morgen. Medizinisches Versorgungszentrum Prof. Dr. Uhlenbrock & Partner. Online verfügbar unter http://www.radiologie-do.de/SPECTCT.htm, zuletzt geprüft am 19.02.2010.

32) Umland-Seidler, Bert (2004): SPECT-Diagnostik von Parkinson-Syndromen mit DaTSCAN. GE Healthcare (Hg.).

33) Weißhaar, E. (2003): Schnelle und genaue Methode zur Schwerpunktfindung in Messreihen. Herausgegeben von Fachhochschule Wiesbaden. Numatec GmbH.

34) Zettinig, Georg: Vorlesung Strahlenschutz und Nuklearmedizin. Herausgegeben von www.nuklearmedizin.org.